AF313887

OBSERVATIONS

GÉNÉRALES

SUR

LES EAUX DE CHELTENHAM,

PAR J. SMITH, M. D. Profeſſeur Savilien de Géométrie, dans l'Univerſité d'Oxford.

PRÉCÉDÉES de diverſes analyſes, citations de pluſieurs Médecins Anglois, ſur l'uſage de ces eaux, &c. &c.

TRADUITES DE L'ANGLOIS

PAR M. F. LE BRETON, Inſpecteur-Général des remiſes des Capitaineries Royales, Membre de l'Académie Royale des Sciences d'Upſal, &c. &c.

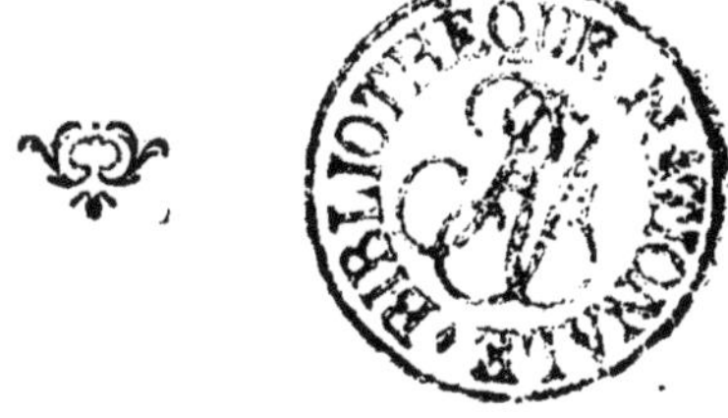

A PARIS,

CHEZ ROYEZ, Libraire, Quai des Auguſtins, près le Pont-Neuf, & au paſſage de l'hôtel Toulouſe.
ET chez les Marchands de nouveautés.

____

1789

AVERTISSEMENT DE L'ÉDITEUR.

QUE les savans qui fréquentent le grand monde, s'attendent à n'y être presque jamais jugés par leurs pairs. Plus une matière présente de difficultés & exige de talens pour être bien traitée, plutôt on se fait gloire de prononcer. Cette manie, fille de l'ignorance & de la présomption, regne surtout parmi les grands, la robe & la haute bourgeoisie, persuadés sans doute que l'instruction s'acquiert comme les titres, sans avoir eu la peine, ni même le désir de les mériter.

L'étude des sciences, dit madame la Marquise de Sillery (1), ne me paroît pas, en général, convenir aux gens du monde. On peut devenir poëte & moraliste profond au milieu de la dissipation & des plaisirs; mais on ne devient savant que dans le silence du cabinet & le recueillement de la solitude. L'homme du monde doit acquérir quelques nations générales à cet égard, non

____

(1) *Extrait d'un manuscrit sur les avantages de l'étude de la botanique, composé pour l'instruction des enfans de S. A. S. M. le Duc d'Orléans.*

iv

pour en faire parade, car on parle toujours
mal de ce qu'on sçait superficiellement,
mais afin d'entendre avec fruit ceux qui
ont approfondi ces matières abstraites &
surtout afin de perdre une infinité de petits
préjugés populaires, souvent très-nuisibles,
& que l'ignorance adopte si facilement.

Les études suivies & les occupations ha-
bituelles des gens du monde, ne sçauroient
contribuer à leur bonheur que lorsqu'elles
peuvent devenir utiles ou agréables à la
société. Une personne sans littérature, sans
goût pour les arts, sans connoissance du
cœur humain, portera dans le grand monde
une extrême incapacité, il éprouvera &
inspirera beaucoup d'ennui, & ne cherchera
que des plaisirs ruineux ou avilissans, qui
corrompent l'ame sans pouvoir la remplir
& la satisfaire.

L'étude des belles-lettres & de la morale
est donc celle qui convient particulièrement
aux gens du monde ; ils peuvent la suivre
sans se séparer de la société ; le grand
monde est un vaste théâtre où l'observateur
éclairé recueille une infinité de traits, de
résultats instructifs qu'ils chercheroient en-

vain dans les livres. Non seulement il est inutile à la société qu'un magistrat, un militaire, un financier, soit astronome, chimiste, &c.; mais il est évident que s'ils ont approfondi ces sciences ils ont négligé les devoirs de leur état. Cependant ne peut-on pas faire dans les sciences des découvertes utiles au genre humain? Cette gloire est réservée à un si petit nombre d'hommes, qu'on ne doit pas raisonnablement se flatter d'en jouir, d'ailleurs les esprits transcendens sont entraînés par une force irrésistible, on ne les dirige point ; envain voudroit-on leur tracer une route, indépendans inflexibles, l'éducation ne sçauroit affoiblir leur inclination dominante & l'attrait qu'ils y trouvent. L'habitude, l'exemple, l'intérêt ; tout ce qui gouverne le commun des hommes, n'a sur eux nul empire. On peut les retarder dans leur course, mais ils atteignent tôt ou tard le but vers lequel ils s'élancent. On ne sçauroit trop le répéter, le goût ou la manie des sciences ne peuvent donner à l'homme du monde, que des torts ou des ridicules. Quoi de plus risible que la pédanterie de ceux qui parlent avec le ton de l'enthousiasme, des choses qu'ils entendent le moins.

C'est avec ce ton, que madame de Sillery reproche aux gens du monde, qu'on a censuré plusieurs entreprises de l'auteur, qui n'avoient cependant pour objet que le bien public & le progrès des sciences, on a même été jusqu'à dire que ses actions avoient une toute autre cause qu'un jugement sain, & que les eaux de Cheltenham avoient dérangé sa santé. C'est moins pour répondre à ceux qui se sont efforcés de faire courir ce bruit, que pour faire connoître la qualité des eaux de cette source excellente, dont on a beaucoup parlé depuis la maladie du Roi d'Angleterre, & pour engager ceux qui auroient la même maladie que l'auteur, à lire l'ouvrage que le docteur Smith a publié sur l'abus & les bons effets des eaux de Cheltenham. Cette maladie, qui a été complettement guérie par l'usage de ces eaux, étoit due, selon plusieurs médecins de France & d'Angleterre, à des obstructions au foie. Les simptomes depuis 12 ans étoient un dégoût général, une insomnie opiniâtre, une couleur olivâtre répandue sur toutes les parties du corps, de fréquens accès de fiévre, la dureté & la douleur des hypochondres. Cette maladie lui étoit survenue à la suite d'une fiévre tierce, mal à propos arrêtée par le quinquina. Les médecins qui ont traité, avec si peu de succès, M. le Breton, sont, MM. Dubreuil, Barthès, Bianchi & Loubigne.

Ceux d'Angleterre qu'il a consultés, sont le docteur Stewart, à Southampton; à Londres, les docteurs Pitcarn's & Farqnhar; à Bath, le docteur Fraser.

Depuis 1776 jusqu'au tems où il fut guéri à Cheltenham, c'est-à-dire au mois de juin 1778, il n'avoit passé ni le printems ni l'automne de chaque année sans ressentir de violentes douleurs dans les hypochondres, depuis son retour de Cheltenham au mois de septembre 1788, il ne s'est plus ressenti de sa maladie & s'est occupé de différents ouvrages (1) qui prou-

---

(1) Traité sur les effets du sucre, chez Prault; avec le rapport de la Société royale d'agriculture.

Roman historiq. politiq. & philosop. chez Royez.

*vent du moins que ses facultés intellec-
tuelles n'ont souffert aucune altération,
comme on n'avoit pas craint de l'avancer
dans les papiers publics Anglois & Fran-
çois. On a même écrit, à ce sujet, plusieurs lettres en Angleterre, signées de lui
quoiqu'il ne les eût pas faites; particulièrement à l'époque du 11 au 12 janvier jusqu'au 29 du même mois 1789.*

*Nous avons joint ici la copie de deux
rapports, l'un de l'académie des Sciences,
sur quelques opérations d'économie rurale
& domestique, en particulier sur le pain
de pure farine de froment, mélangée d'un
tiers, deux tiers & quelquefois de moitié
de pomme de terre : cette opération a été
commencée le 26 novembre 1788, a cessé
par des raisons particulières que nous tai-
rons ici, le 10 janvier 1789; l'autre sur le
projet d'une ferme d'économie rurale &
domestique, présenté par l'auteur à la société royale d'Agriculture. Ferme qui de-
voit être établie à Vincennes, sous les
auspices de S. A. S. Monseigneur le Duc
d'Orléans, projet que d'autres raisons ont
encore arrêté & dont nous ne parlerons pas.*

E X T R A I T des registres de l'Académie Royale des Sciences, du 29 avril 1789.

L'A C A D É M I E nous a chargés de lui rendre compte d'une petite brochure & d'un recueil de lettres manuscrites qui lui ont été présentées par M. le Breton, membre de l'académie royale des Sciences d'Upsal. Il a pour objet, dans cette brochure & ces lettres, quelques points d'économie rurale, & principalement la culture des pommes de terre, dont, avec raison, on est fort occupé aujourd'hui. C'est au zèle de M. Parmentier que nous sommes redevables de l'attention qu'on donne, depuis quelques années, à l'utilité des pommes de terre, soit qu'on les mange seules & apprêtées différemment, soit qu'on les fasse entrer dans la composition du pain. C'est principalement de ce dernier côté que M. le Breton a tourné ses vues afin de procurer aux pauvres un aliment capable de les soutenir dans leurs travaux & d'un prix cependant au-dessous de celui qui n'est composé que de farine de froment. M. le Breton a pris le parti le plus sûr pour encourager les fermiers à la culture des pommes de terre; il en a fourni à ceux qui hésitaient de les cultiver; & la récolte abondante qu'ils en ont eue, les a

x

déterminés fur le champ à confacrer une partie
de leur terrain à cette forte de culture dont ils
ignoraient l'utilité. C'eſt également en indiquant
à des perſonnes zèlées le moyen de bien compoſer
le pain avec de la farine & une quantité déter-
minée de pommes de terre, c'eſt en faiſant faire
les mélanges ſous les yeux, en préſidant à l'opération du four & en diſtribuant enſuite à des fa-
milles pauvres le pain produit par ces mélanges
qu'il en a rendu l'uſage commun dans pluſieurs
endroits, & qu'il y a offert une reſſource pour
faire baiſſer le prix du pain lorſque la cherté des
grains le fait monter à une valeur que l'homme
indigent eſt hors d'état de ſoutenir.

Comme les objets dont s'eſt occupé M. le
Bréton ſont très-connus & qu'il convient lui-
même qu'il n'a eu d'autre vue, en y portant ſon
attention, que celles de ſoulager les malheureux,
nous nous bornerons à louer ſon zèle & les ſenti-
ments d'humanité qui l'ont conduit; d'ailleurs les
éloges qu'on pourrait lui donner ſeraient moins
touchants pour lui que la reconnoiſſance des pauvres qu'il a ſoulagés.

Au Louvre, le 29 avril 1780, TILLET, l'Abbé
TESSIER.

Je certifie le préſent extrait conforme à l'original & au jugement de l'académie, à Paris, le 8
mai 1789.

Le Marquis DE CONDORCET.

EXTRAIT des regiſtres de la Société Royale d'Agriculture, du 2 avril 1789.

Nous avons été chargés, M. Thouin & moi, de faire l'examen d'un projet d'établiſſement d'une ferme d'économie rurale, par M. le Breton.

Il préſente des avantages qui peuvent être utiles & lucratifs, ſi tous les moyens indiqués ne ſont contrariés par les événemens qui ne ſont que trop fréquents en agriculture.

Ce projet fut préſenté à S. A. S. Monſeigneur le Duc d'Orléans, pour lequel il paraît totalement deſtiné.

M. le Breton a l'intention d'employer 50 arpens à ſa ferme d'économie rurale.

Il propoſe de faire cette expérience dans le parc de Vincennes, dans un terrain clos de murs appartenant au prince; il en diviſe l'exploitation de la manière ſuivante : 30 arpens ſeront employés en culture agreſte, telle que pommes de terre, turneps ou prairie artificielle; 2 arpens en école d'arbres & arbuſtes, tant indigènes qu'exotiques; 2 en arbres fruitiers de toute eſpèce; un arpent pour une école de plantes pharmaceutiques; un autre pour toutes les plantes du ſyſtême du che-

valier Linné, 2 arpens en plantes légumieres &
les 10 restant, en couches, semis & porte graine,
pépinieres, &c.

L'auteur monte les produits futurs à une somme
qui décuple la dépense, mais ce n'est pas le seul
avantage que présente le projet de M. le Breton,
le principal but qu'il se propose, est d'établir une
école de botanique où les jeunes princes vien-
dront puiser des connoissances dans cet art, par
l'étude de la propriété des plantes de toute espèce
qui y seront cultivées, & sous ce point de vue
nous croyons qu'il peut être accueilli par tous.

Signé THOUIN, CRETTÉ DE PALLUEL.

Certifié, conforme à l'original, à Paris, ce 3
avril 1789.

Signé BROUSSONET, Secrétaire perpétuel.

OBSERVATIONS

OBSERVATIONS

SUR L'USAGE ET L'ABUS

DES

EAUX DE CHELTENHAM,

Auxquelles on a joint quelques remarques sur différentes compositions Salines.

Par J. SMITH, M. D. Professeur Savilien de Géométrie, dans l'Université d'Oxford.

CE petit ouvrage fut entrepris à la suite de quelques conversations que j'ai eues avec le propriétaire des eaux de Cheltenham, pendant le cours de la derniere saison; non dans le dessein de fixer l'attention du public sur ces eaux, leur réputation qui va toujours croissant, n'a pas besoin d'un tel appui; mais principalement dans l'intention de détruire quelques erreurs et de corriger quelques abus dans la distribution de ces eaux; abus qui nuisent au propriétaire ainsi qu'à ceux qui les prennent.

Malgré que ce fut là ma premiere intention, j'ai été nécessairement conduit, comme on le verra, à l'examen des eaux mêmes, et à expliquer leur composition et leur maniere particuliere d'agir, de laquelle dépend principalement son efficacité.

A ij

J'ai été conduit de la même maniere, à l'examen de plusieurs autres compositions salines, qui, malgré qu'elles ne soient pas immédiatement liées au sujet, m'ont paru être d'une telle importance, que je ne croirois pas m'en être trop écarté, si le petit nombre d'idées que j'ai mises au jour pouvoient engager quelques personnes plus habiles, de s'occuper de recherches qui ne pourroient être que très-utiles et très-instructives.

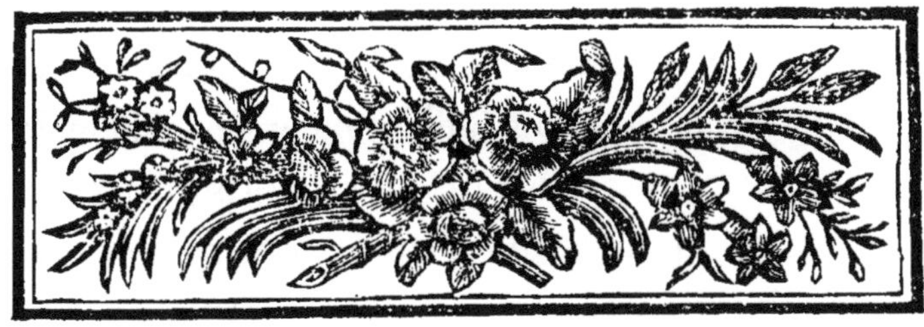

OBSERVATIONS

SUR L'USAGE ET L'ABUS

DES

EAUX DE CHELTENHAM.

LA source de Cheltenham, est supposée donner environ 36 pintes d'eau en une heure, ce qui fait 840 pintes par jour. Quantité certainement très-petite, comparée avec celle qui sort des autres sources médicinales. Cependant toute petite qu'elle soit, elle suffiroit avec de l'économie, pour un nombre presqu'égal de buveurs, que dans les autres lieux où l'on prend les eaux. Mais quoiqu'il ne vienne, en aucun tems, à Cheltenham un aussi grand nombre de personnes, il arrive fréquemment qu'il n'y a pas assez d'eau pour la compagnie. Mais le mal ne s'arrête pas là, car l'opinion de cette rareté s'étend loin, & souvent on ajoute : que l'eau est adulterée, en versant pendant la

A iij

nuit de l'eau commune dans le réfervoir, afin qu'il puiffe y en avoir fuffifamment le lendemain matin. En conféquençe de ces rapports, ceux qui viennent pour prendre les eaux, font mécontens; ceux qui demeurent loin, font détournés d'y venir, quelque befoin qu'ils en ayent. Il faut convenir que s'ils y venoient, ils ne feroient qu'augmenter la gêne de tous, dans la maniere actuelle dont elles fe diftribuent.

Or cette grande rareté ne vient pas de ce que la fource ne fournit pas affez d'eau, mais d'autres caufes qui font fort différentes , & qu'on peut aifément détruire fans nuire à perfonne, mais au contraire au grand avantage de tous.

La principale caufe de la difette dont on fe plaint, eft l'opinion erronnée qui s'eft répandue, que les eaux poffédent, non-feulement une vertu purgative, mais qu'elles agiffent encore comme altérant. Et l'on entend par cette expreffion , que quelques-uns de leurs principes pénétrent dans tous les conduits, qu'ils corrigent les humeurs viciées, levent les obftructions, chaffent les matieres qui les formoient, & aident ainfi les principes purgatifs, à dépurer la maffe des humeurs de toute acrimonie.

C'eft une des caufes du dégât qui fe fait des eaux. Car en les confidérant comme altérantes, on a recommandé de les prendre, non-feulement le matin comme aperitives , mais encore de les boire par petits verres à différents tems de la journée. On ne fe contente pas conféquemment de la boiffon du matin , on boit à midi, au foir & quelquefois plus fouvent , après que l'action de l'eau du matin eft paffée depuis longtems.

Je crois cependant que la théorie fur laquelle on a recommandé cette pratique , n'eft nullement fondée ; mais que l'efficacité de ces eaux , confifte feulement dans leur vertu purgative , foutenue par les autres principes qui entrent dans leur compofition , & que ces principes auxquels on affigne leur vertu , n'ont d'autre ufage que de prévenir l'affoibliffement qui réfulte d'une évacuation longtems continuée.

Si le tempérament pouvoit foutenir fans inconvéniens & fans s'altérer, l'action continuée des autres purgatifs, comme il fupporte celle de ces eaux , leur opération feroit fuivie probablement d'auffi bons effets ; mais l'art de la pharmacie n'a pas encore atteint ce dégré de perfection dans fes compofitions. Car il eft bien connu que les plus doux purgatifs , quoique fagement corrigés & foutenus par des fortifians , affectent prefque toujours la conftitution , & que fi on les employoit tous les jours, ne fût-ce que pendant une femaine , non-feulement ils affoibliroient le plus fort tempérament, mais ils jetteroient celui qui en feroit ufage, dans une fuite de maux pires que ceux qu'on auroit eu intention de diffiper en les employant.

C'eft en cela que confifte la prééminence des Eaux de Cheltenham, fur tous les autres purgatifs, que leur ufage longtems continué, n'occafionne que très-rarement d'affoibliffement dans la conftitution, aucune tranchée, point de perte d'appetit ; elles fortifient au contraire l'eftomac & augmentent l'appetit, pourvu qu'on obferve avec foin le régime convenable.

Les confidérations fuivantes, montrent évidemment que leur efficacité s'explique fort bien par leur qualité purgative feule, jointe à leur action fortifiante.

Nous favons que les maladies chroniques dans lefquelles ces eaux ont le plus d'efficacité, proviennent d'obftructions dans quelques parties du corps, occafionnées foit par des irrégularités dans la maniere de vivre, les viciffitudes des climats ou des faifons ; ou par une acrimonie engendrée ou introduite dans les humeurs, ou enfin par quelqu'autre caufe que ce foit.

Nous favons de plus, que le moyen le plus efficace de réfoudre & de lever les obftructions, eft de détourner la matiere obftruante & de l'appeller vers un des grands émonctoires, dont la deftination eft de débaraffer le corps de tout ce qui le furcharge, de tous les reftes des aliments & de tous les recrements de la circulation. Ces principaux émonctoires font au nombre de trois; la peau, les reins, & le canal inteftinal. Si nous pouvions donc exciter une évacuation fuffifamment continuée par l'une de ces iffues, nous aurions rempli notre objet. Mais nous n'avons pas affez de pouvoir fur la peau & fur les reins, pour nous mettre en état d'exciter une évacuation fuffifante par ces emonctoires, dans toutes les occafions ; nous n'avons pas le moyen de la continuer longtems fans danger, ni de la reftraindre lorfqu'elle eft une fois établie; parce qu'un diabetes confirmé, feroit probablement la fuite d'une fecretion forcée par les reins, & une diffolution totale du fyftéme, celle d'un femblable effai fur le premier de ces organes.

Le canal inteftinal au contraire, eft bien plus foumis à notre pouvoir. Nous pouvons dans tous les temps déterminer une évacuation par cet émonctoire ; nous pouvons l'augmenter, la continuer ou l'arrêter totalement, felon que nous en voyons la néceffité. Nous trouvons rarement en cela de difficulté, parce qu'au moyen de ces excellentes eaux, nous pouvons exciter & continuer cette évacuation auffi longtems que la maladie l'exige, fans craindre de détruire la conftitution, pourvu que les évacuations ne foient pas portées à l'excès.

C'eſt à cauſe qu'on peut diriger preſqu'à vo-
lonté ce grand émonctoire qu'on y a frequem-
ment recours dans beaucoup de maladies , tant
chroniques qu'aigues , & même dans les cas où,
d'après la nature & la ſituation de la maladie, les
autres iſſues paroîtroient être plus convenables,
comme par exemple dans quelqu'amas d'eau dans
différentes cavités ou dans quelques obſtructions
des tégumens.

L'action puiſſante des cathartiques dans les
hidropiſies , eſt fréquemment démontrée par leurs
bons effets. Car après que toutes les tentatives
ſur les reins ont été inutiles , nous voyons qu'en
ſtimulant ſimplement les vaiſſeaux exhalants des
inteſtins , on évacue , par cet émonctoire , une im-
menſe quantité de fluides des différentes cavités
où ils s'étoient accumulés ; il eſt clair que tous
les altérans ſont inutiles dans des cas ſemblables.

Dans les affections cutanées , ſoit éruptions
inflammatoires , croutes ſeches , exſudations ſé-
reuſes , ou enfin de quelqu'eſpece qu'elles ſoient,
on obſerve fréquemment , qu'après qu'elles ont
éludé l'action des plus puiſſans altérans , ce qui
a fait appeller ces maladies *l'opprobre des médecins*, elles ont cédé enfin à l'action continuée de
quelques doux purgatifs, comme les eaux de Cheltenham ; & qu'enſuite par une attention convenable à la cauſe qui leur avoit donné naiſſance,

elles n'ont plus reparu. Si l'on confidere que dans les hidropifies, le ftimulus des purgatifs feul, eft capable de dériver des cavités les plus éloignées dans le canal inteftinal, une grande quantité de fluides ftagnans, & que les maladies de la peau cedent à la même maniere d'opérer, après que toute la claffe des altérans s'eft montrée impuiffante, n'avons nous pas raifon d'exclure le fecours des altérans dans ce dernier cas auffi bien que dans le premier? ou l'acrimonie ne peut elle pas auffi facilement être atirée des parties où elle eft dépofée dans le canal inteftinal, de la même maniere & par le même moyen qu'un fluide vifqueux & ftagnant l'a été des parties les plus éloignées?

L'analogie paroîtra encore plus fenfible par l'obfervation fuivante.

Les effets des purgatifs ont été bornés fimplement à l'évacuation par les inteftins, & cela fuffit dans plufieurs circonftances. Mais dans les cas d'une plus grande ténacité & où les purgatifs feuls font infuffifants, c'eft alors qu'il faut folliciter quelqu'autre émonctoire à coopérer avec le purgatif; furtout l'émonctoire qui a le plus d'affinité avec la maladie.

C'eft ainfi que dans l'hidropifie confirmée, après qu'on a inutilement agi fur les reins qui font l'iffue naturelle de la limphe furabondante, les purgatifs en emportant une partie du fluide accumulé, débaraffent les reins du fardeau qui les opprimoit, & ces organes recouvrent leurs fonctions accoutumées, & ils donnent paffage à une grande partie du fluide furabondant.

De même, nous voyons fréquemment que dans les affections cutannées, après que le corps a été débarraffé par l'effet des eaux de Cheltenham, & que la circulation a été rétablie dans fon premier état, on peut porter en plus grande quantité la matiere acrimonieufe qui n'eft plus fixe vers la peau fon émonctoire naturel, parce que les vaiffeaux fecretoires étant relâchés par cette opération, ce que le purgatif feul ne peut entraîner, eft chaffé par la peau.

L'augmentation de l'éruption pendant un tems après qu'on a commencé à boire les eaux, a été regardée par les partifans de la doctrine des Altérans, comme une preuve de leur opération ; ils n'ont pas réfléchi que dans plufieurs circonftances où la matiere acrimonieufe eft erratique, l'évacuation feule détermine fréquemment fon cours vers les parties où elle avoit coutume de fe porter ; comme on l'éprouve dans la goutte, dont l'ouverture de la veine, ou un doux purgatif détermine fréquemment le retour des paroxifmes.

Enfin nous favons que plufieurs eaux minérales font plus fortement impregnées des principes aux-

quels on attribue les vertus altérantes des eaux
de Cheltenham, que ces eaux mêmes; je veux
dire l'acide aérien & le fer qu'on trouve dans leur
compoſition. Telles ſont les eaux froides martiales de Spa, de Pyrmont, de Tunbridge, &
d'autres diſperſées ſur le globe. Et cependant on
n'attribue pas à ces eaux les qualités déſobſ-
tructives de celles de Cheltenham; excepté dans
quelques cas où les obſtructions naiſſent de la
langueur de la circulation & d'une foibleſſe de
toute la conſtitution. Mais dans la plûpart des
obſtructions qui naiſſent peu à peu de quelques-
unes des cauſes dont j'ai fait mention, & qui ont
leur ſiege dans le ſyſtême glanduleux, dans de
telles obſtructions & dans les maladies innombrables auxquelles elles donnent lieu, ces eaux
martiales ſont totalement inutiles, parce qu'elles
ne poſſédent point de vertu purgative. Leurs
propriétés médicinales même ſont moins dues à
quelque qualité apéritive qu'à leur action immédiate ſur l'eſtomac, ce grand régulateur de toutes
les fonctions animales, en le fortifiant & facilitant
l'élaboration des alimens qui doivent réparer toute
la conſtitution.

Quels ſont donc les effets dus à une vertu altérante & apéritive que nous devons attendre
des eaux de Cheltenham, dans leſquelles les
principes apéritifs ſont ſi peu conſidérables, &

fuffifent feulement à corriger la tendance que les purgatifs ont à caufer l'affoibliffement, comme nous l'expliquerons ci-deffous, & quand même, par fuppofition, elles pourroient pénétrer par elles-mêmes, fort avant dans le fiftème des vaif-feaux, le principe purgatif ne les en empêcheroit-il pas?

Je ne puis m'empêcher d'obferver en général à cette occafion, que le terme d'*altérant* & plu-fieurs autres d'une fignification vague & indéter-minée, ainfi que les phrafes, *corriger* les *humeurs viciées*, adoucir, fi fouvent employées dans le lan-gage de la médecine, ne font que pour couvrir l'i-gnorance, & doivent être exclus de la bonne phifiologie avec autant de raifon que les qualités occultes, d'une philofophie plus éclairée.

Les médicamens oper nt rarement fur les fluides au moins directement, mais bien plutôt fur les folides qui modifient les fluides ; & leur action immédiate eft dans plufieurs cas bornée au canal alimentaire, & fpécialement à l'eftomac, dont l'influence feule fur toute l'œconomie animale, étend leur efficacité à un beaucoup plus grand nombre de cas qu'on ne le croit communément, quoique cet effet ne foit pas facile à comprendre.

Mais revenons. Nous pouvons remarquer les grands avantages qu'on obtient fréquemment par des évacuations artificielles. Comme les véficatoires, les cauteres, les fetons &c.; lorfqu'on n'adminiftre aucun altérant, combien de plus grands effets doit-on raifonnablement attendre en ouvrant pendant longtemps un des principaux émonctoires du corps, formé originairement par la nature, dans le deffein de débaraffer la conftitution de toutes les faburres & de toutes les matieres nuifibles, dans les cas où elles occafionnent des maladies.

Enfin on peut conclure que l'ufage qui prévaut aujourd'hui de boire les eaux de Cheltenham, par petits verres, à différents tems de la journée, eft prefqu'auffi abfurde que celle de prendre une médecine ordinaire, après la fin de l'opération de la dofe du matin, & que cette coutume n'a aucun autre effet que de diminuer la quantité d'eau fuffifante pour la compagnie, & d'empêcher les perfonnes qui font éloignées d'avoir recours à cette fource de fanté, quelque befoin qu'ils en aient. On peut ajouter que par cet ufage, la conftitution fe familiarifant de plus en plus avec les eaux, la quantité pour la dofe du matin doit être plus grande.

Une autre caufe de la rareté de ces eaux, vient de ce que les malades qui viennent de loin pour prendre ces eaux, fouffrant impatiemment leurs maux, & défirant faire le meilleur ufage de leur tems, en boivent avec excès, ce qui eft la plus mauvaiſe maniere de prendre ces eaux. Car comme l'évacuation qu'elles procurent étant priſes de cette maniere, eſt généralement plus grande que la conſtitution ne la peut ſupporter , malgré que leur vertu purgative ſoit bien corrigée par d'autres principes, la force de l'eſtomac s'affoiblit, l'appétit diminue, le courage s'abat, & ces malades ne trouvant pas d'ailleurs ; pendant le peu de tems qu'ils reſtent aux eaux , tout le ſoulagement qu'ils attendoient, ils s'en retournent très-mécontents, ſans conſidérer qu'une maladie qui a été longtems à s'établir dans la conſtitution, exige , naturellement pour être détruite , une grande perſévérance dans l'uſage du remede qui lui eſt le mieux approprié. Si ces malades pouvoient ſe déterminer à diminuer la quantité qu'ils prennent de ces eaux, tous les jours , & à compenſer cette diminution par une longue perſévérance , ils tireroient un plus grand avantage de ce changement, & il y auroit plus de perſonnes qui profiteroient du bienfait de ces eaux.

Une troiſieme cauſe qui fait que ces eaux ne ſuffiſent pas à la quantité des malades, c'eſt que pluſieurs perſonnes ont coutume de les envoyer chercher le matin, & quoiqu'une pinte ſuffiſe en général, on n'en prend pas moins d'une quarte, & même fort ſouvent on en emporte deux ou trois quartes. Car les domeſtiques en

boivent

boivent fouvent, quoiqu'ils n'en aient pas befoin.

Les habitans du lieu qui ont l'ufage libre de ces eaux, pendant fept mois de l'année, devroient bien s'en paffer du moins, d'une auffi grande quantité, pendant le fort de la faifon, par égard pour ceux qui viennent à ces eaux, d'une grande diftance, & auxquels ils doivent avoir quelqu'obligation.

Le pompier peut auffi contribuer à ce plan économique, en rinçant les verres avec de l'eau commune, au lieu d'employer à cet ufage celle de la fource.

J'ai fait remarquer ce qui me paroît être les caufes principales de l'infuffifante quantité de ces eaux dont on fe plaint, & je ne doute pas que fi elles n'exiftoient plus, l'eau qui fournit cette fource, fuffiroit dans tous les tems, à ceux qui en ont befoin. C'eft un objet qui mérite d'autant plus d'être pris en confidération, que la réputation de ces eaux augmente, & conféquemment que les demandes augmenteront, tandis qu'il eft très-probable que l'eau que fournit la fource, n'augmentera point.

Les obfervations fuivantes ont pour objet les eaux elles mémes, & tendent à confirmer l'opinion que j'ai avancée fur leur maniere d'opérer, & en même tems à mettre dans un plus grand jour, qu'il me femble qu'on ne l'a fait jufqu'ici,

les principes qui entrent dans leur compofition &
defquels dépendent leurs principales vertus.

Les fubftances principales qui entrent dans la
compofition des eaux de Cheltenham, font l'air
fixe ou acide aérien, le fer & un fel de Glauber
natif. Quant aux autres fubftances dont ont fait
mention ceux qui ont analifé ces eaux & particulierement le Docteur Fothergill de Bath, dont
l'analife approche le plus de la vérité, elles font
en fi petite quantité & leur vertu eft fi foible,
qu'on peut n'y avoir point d'égard.

Les trois fubftances dont j'ai fait mention, font
celles auxquelles il faut attribuer l'excellence de
ces eaux; l'acide aérien tient en diffolution dans
l'eau, le principe ferrugineux & la qualité fortifiante & ranimante de ces deux principes, pré-
vient l'affoibliffement qu'occafionneroit le fel purgatif.

Mais ce qui n'a point été encore remarqué &
qui eft particulier à ces eaux, c'eft le dégré extraordinaire d'atténuation du fer dans ces eaux,
ayantage qui augmente fingulierement leur vertu.

L'évaporation foudaine de l'acide aérien à l'ex-
pofition dans l'atmofphere & la précipitation prefqu'auffi foudaine du principe martial qu'il tenoit
en diffolution, montre la grande ténuité des parties de ces fubftances & leur pénétration mutuelle.

Il n'eft pas aifé de déterminer à quelle caufe

particuliere eft due la grande atténuation des principes de ces eaux. Nous pouvons cependant raifonnablement fuppofer que la chaleur, le grand
agent de la diffolution de la matiere doit avoir eu
la principale part dans cette opération, puifque
nous favons que partout où fe trouve du fer &
du fouffre unis à de l'eau, il s'engendre de la chaleur. Il eft évident que les deux premiers principes font contenus dans les eaux de Cheltenham,
les expériences démontrent clairement l'exiftence
du fer ; & l'odeur de foie de fouffre qu'on apper-
çoit à la pompe, & pendant l'opération des eaux,
démontre auffi clairement le fouffre.

On peut donc fuppofer que la préfence & l'action
de ce grand agent de la diffolution, atténuent ces
principes. Mais ce qui doit plus particulierement
contribuer à l'atténuation & à la folubilité du
principe purgatif, c'eft la petite portion de fel
d'Epfom, intimement mêlé dans cette compofition avec le fel de Glauber. Car par le mélange
de ces deux fels, l'attraction primitive entre les
parties conftituantes de chacun, peut bien être
affoiblie, & par ce moyen l'action diffolvante de
l'eau fur les deux fels être augmentée.

L'atténuation extraordinaire de ces eaux étant
reconnue, on peut facilement expliquer leurs
principales vertus, particulierement leur légéreté
fur l'eftomac, leur effet fubit de récréer les efprits,

leur action prompte & facile fur les inteſtins , ſans être accompagnée de foibleſſe , ni d'aucune ſenſation déſagréable , enfin la propriété qu'elles ont à fortifier toute la conſtitution.

Car par l'atténuation de ces ſubſtances elles ſont répandues uniformément dans l'eau , & l'on ne peut ſentir ni poids ni opreſſion dans quelque partie , ſurtout quand la quantité de toutes ſes ſubſtances priſes enſemble n'eſt pas conſidérable.

Tandis que par la même cauſe , les principes fortifians & récréans doivent agir tout à la fois ſur toutes les parties ſenſibles de l'eſtomac & des inteſtins ; il n'eſt pas impoſſible que les ſubſtances les moins actives puiſſent agir dans cette opération , puiſque nous ſavons que la matiere la plus inerte peut devenir , par l'atténuation , la plus active & la plus ſtimulante ; nous en avons une preuve convaincante dans la ſubſtance viſqueuſe des grains , qui par l'atténuation ſeule eſt tranſformée en alcohol le plus pur.

Le même principe explique également la maniere d'agir de ces eaux ſur les inteſtins , & l'évacuation aiſée , prompte & abondante qu'elles procurent. Car l'eau , après avoir agi ſur l'eſtomac comme fortifiant , paſſe bientôt dans les inteſtins , comme tous les fluides , emportant avec elle plus ou moins des principes qu'elle contient , mais ſurtout le purgatif. Ce dernier principe étant répandu fur toute la furface du canal inteftinal, ftimule les nombreux vaiffeaux exhalans dont cette cavité eft parfemée , & détermine une abondante fecrétion : & malgré que ce ftimulus foit fort leger, à caufe de l'atténuation des parties du fel, comme elles font univerfellement répandues & qu'elles agiffent toutes à la fois fur tout le fyftême des vaiffeaux exhalans, il s'enfuit une évacuation plus prompte & plus abondante que celle qu'on obtient fouvent d'une plus grande quantité d'un purgatif quelconque, plus ftimulant mais moins atténué. Il fuit encore de l'ufage de ces eaux, ces avantages importans : qu'aucune douleur ne fuit ce purgatif dont le ftimulus eft doux & que comme il agit fur fa furface, fes parties font bientôt entraînées dans le courant général, fans laiffer après elles aucune de ces fenfations défagréables qui fuivent ordinairement les autres purgatifs. D'après la comparaifon des eaux de Cheltenham, avec les autres purgatifs de cette claffe, on voit que la grande fupériorité de ces eaux dans les circonftances particulieres que j'ai indiquées, eft due à l'atténuation de leurs principes.

Nous trouvons en effet que fes fels purgatifs reffemblent plus ou moins, dans leur maniere d'agir, aux eaux de Cheltenham, qu'ils retiennent plus ou moins d'eau dans leur criftallifation

& conféquemment felon leur dégré de folubilité.

Les auteurs paroiffent différer confidérablement dans les détails qu'ils donnent de la quantité d'eau contenue dans les différents fels purgatifs & fur leurs différents dégrés de folubilité; cette variation eft due probablement à quelques circonf-tances qui ont affecté différemment leurs expé-riences; comme l'état du fel & de ces parties conftituantes, l'état de l'atmofphere, le dégré de chaleur, la quantité des autres principes dif-fipés avec l'eau par l'évaporation, la tempéra-ture & la pureté de l'eau employée dans la diffo-lution, & d'autres particularités qu'il n'eft pas aifé de déterminer. Mais on peut, en comparant les différents réfultats, former l'arrangement fui-vant.

Premierement, le fel de Cheltenham peut être mis à la tête de tous les purgatifs ordinaires de cette claffe; on a trouvé que fes criftaux con-tiennent plus de foixante parties de leur poids, d'eau pure, & font folubles dans environ un poids égal de ce fluide. Immédiatement après le fel de Cheltenham, peut être placé le fel pur de Glauber, puifque l'eau fe trouve dans fes criftaux, pour plus de cinquante parties de fon poids, & qu'ils font folubles dans un peu plus du double de leur poids. Après le fel de Glauber, on peut ranger le fel d'Epfom, fes criftaux contenant un peu moins de 50 parties d'eau. Pour ce qui eſt de ſa ſolubilité, quelques auteurs aſſurent que les criſtaux de ce ſel ſont moins ſolubles que ceux du ſel de Glauber, malgré qu'ils contiennent moins d'eau dans leur compoſition. Cela étant ainſi, cette différence peut venir de quelqu'autre ſubſtance, outre la terre magnéſienne & l'acide vitriolique qui entre dans leur compoſition, comme cela eſt aſſez ordinaire dans les ſels natu-rels, à cauſe de la foible attraction qui ſubſiſte, comme on le ſait, entre leurs parties conſtituantes. Après le ſel d'Epſom, vient le ſel marin, *ſed magno intervallo*, puiſqu'on ſait que ces criſtaux ne contiennent que 16 parties d'eau ſur 100, & qu'ils exigent pour leur diſſolution trois fois leur poids d'eau. Enfin à l'extrémité inférieure de cette échelle, on peut placer le tartre vitriole, parce que ſes criſtaux ne contiennent que ſix par-ties d'eau ſur cent, & qu'il ne faut pas moins de ſeize fois ſon poids d'eau pour le diſſoudre. Quant aux autres ſels purgatifs artificiels, compoſés des différents acides unis avec les différents alkalis, comme le tartre ſoluble, le ſel diuretique, le ſel de ſeignette, le ſel de ſylvius, leur place dans l'échelle que nous venons de préſenter, varie ſelon les différentes circonſtances de leur préparation.

Nous trouvons par expérience que l'opération de ces différents ſels, comparée à celle du ſel de

Cheltenham, s'accorde généralement avec la place qu'ils occupent dans notre arrangement. Par exemple, si nous prenons le second dans cette échelle, *le sel de Glauber*, & que nous comparions sa maniere d'opérer avec celle du dernier, le *tartre vitriole*, nous trouvons que l'effet du sel de Glauber approche beaucoup plus près de celui du sel de Cheltenham, dans toutes les circonstances dont nous avons parlé précedemment, malgré qu'il ne differe de l'autre, que parce qu'il a pour base, l'alkali minéral au lieu de l'alkali végétal, uni à l'acide vitriolique. Mais comme ses cristaux contiennent une beaucoup plus grande quantité d'eau & qu'ils font beaucoup plus solubles, son action comme purgatif est douce & expéditive, tandis que celle du tartre vitriolé est lente & violente.

Nous pouvons donc conclure que ce principe s'étend aux purgatifs salins universellement, & qu'il peut être regardé comme le *criterium*, par lequel nous pouvons juger leurs différentes manieres d'opérer ; leur action étant purement méchanique & toutes les variétés de leur opération s'expliquant par leurs différents dégrés de stimulus, sur les fibres du sujet vivant.

Si l'on trouvoit un principe applicable au regne végétal & animal, de maniere qu'on pût expliquer ainsi d'une maniere méchanique les effets de leur opération, une telle découverte feroit de la plus grande importance, & leveroit le voile qui couvre les phénomènes de la nature, à l'intelligent médecin. On pourroit alors le nommer avec raifon le *miniftre de la nature*, puifque fes tréfors lui feroient foumis & qu'il pourroit y puifer dans toutes les occafions, ce qui feroit le plus convenable à fon objet, & déterminer avec précifion quels effets il pourroit attendre des médicamens qu'il adminiftreroit.

Mais les êtres organifés de la nature, font fi compliqués dans leur ftructure, les principes dont ils font compofés font fi nombreux & il réfulte tant de nouvelles propriétés de leur union, que les efforts pour les féparer ont été inutiles, & qu'on n'a pu en faire une analife exacte, on ne peut même l'efpérer. Sans cela cependant leur maniere d'agir fur le fujet vivant reftera toujours dans l'obfcurité, & la matiere médicale ne peut être abondante tant qu'elle continuera de tirer ces moyens d'une expérience vague & indéterminée.

Il n'en eft pas ainfi du regne minéral, les êtres y font fimples comparativement, & les principes qui les conftituent, font en petit nombre & permanens. Leur ftructure peut donc être facilement développée, & leurs parties foumifes aux différentes manieres de les examiner, fans fouffrir de changemens confidérables par les procédés qu'on emploie. Nous pouvons donc avoir un pouvoir abfolu fur cette claffe de corps , nous pouvons non-feulement les décompofer , mais encore les recompofer , & rendre à plufieurs des plus utiles de ces corps , la forme qu'ils ont reçue des mains de la nature. C'eft pourquoi nous fommes en état d'acquérir une connoiffance fuffifante de leurs propriétés , tant dans leur état d'aggrégation que lorfque leurs principes font féparés ; & conféquemment affurer & régler leur maniere d'agir dans tous les cas.

Nous n'avons pas befoin , pour expliquer la diftinction qui fe trouve entre ces différentes claffes de corps naturels , de prendre d'autre exemple que celui de l'évacuation dont nous avons déjà parlé.

Nous avons déja montré que l'opération des purgatifs falins dépend du ftimulus méchanique fur les parties fenfibles du corps vivant. Mais on n'a pas expliqué d'une maniere fatisfaifante , comment le jalap opere comme purgatif ou l'ipécacuanha comme émétique , & il n'y a pas lieu d'efpérer qu'on puiffe jamais expliquer la fympathie extraordinaire qui borne l'opération de chaque médicament à un organe particulier & refpectif , quelque foit le canal par lequel on l'introduife dans le corps animal. Comment , par exemple , une infusion de jalap injecté par une veine dans le torrent de la circulation & portée conséquemment à chaque partie du corps , n'en affecte aucune avant d'être séparé & porté dans le canal alimentaire / où son action commence & qu'il agit enfin comme purgatif. Ou comment une infusion d'ipécacuanha , injectée de la même maniere , suspend son action jusqu'à ce qu'il soit arrivé dans le même lieu, & qu'alors il y agit invariablement comme émétique.

Ces effets extraordinaires semblent totalement inexplicables , & cependant ils sont appuyés sur la base inébranlable de l'expérience , comme on le verra d'après le détail suivant , que m'a communiqué M. Jean Hunter , dont les talens singuliers pour les recherches , ont répandu beaucoup de lumieres sur la phisiologie des animaux & même sur tous les êtres organisés, comme toute l'Europe le sait. Telles sont ses expériences :

Il mit un gros de jalap dans deux onces d'eau, & le laissa infuser pendant deux heures. Il injecta ensuite la moitié de cette infusion claire dans la veine crurale d'un chien. En moins d'une minute cet animal vomit un peu , & alors il parut assez bien. M. Hunter croyant que cette injection n'auroit plus d'effet, il injecta le reste de la liqueur, mais il ne s'enfuivit plus de vomissement. Cepen-

dant le chien devint peu à peu languiſſant &
chancellant ſur ces pattes, de ſorte qu'il ſe cou-
cha; après avoir été un peu de tems dans cette
poſition, il ſe releva, & environ deux heures
après la derniere injection, il eut une évacuation
par en bas, dont une partie étoit de la conſiſtence
ordinaire, mais le reſte étoit liquide, & environ
deux heures après il eut une très-forte purgation.
Cet animal ſe remit peu à peu, & parut continuer à ſe porter comme à l'ordinaire.

M. Hunter, fit infuſer auſſi un ſcrupule d'ipécacuanha dans deux onces d'eau, & il en injecta
la moitié dans la veine crurale d'un autre chien.
Cette infuſion ne fut pas plutôt injectée, que le
chien devint très-malade, & commença à vomir
avant même qu'on lui eût délié la gueule; & un
moment après, il rejetta tout ce qu'il avoit dans
l'eſtomac, & ne voulut manger que le lendemain.

Ces expériences font voir clairement notre
ignorance ſur la nature de ces eſpèces de corps,
ſur leurs qualités & ſur leurs manieres d'opérer,
& que le hazard ſeul nous a fourni nos connoiſ-
ſances médicinales.

M. Hunter a fait auſſi de ſemblables expériences ſur les ſels neutres, les plus communément employés en médecine. Voici ce qu'il m'en
a communiqué.

Il fit diſſoudre deux gros de nitre dans ſix onces d'eau, & injecta cette ſolution dans la veine crurale d'un chien, cette injection le tua dans un inſtant.

Il fit auſſi diſſoudre deux gros de ſel de glauber dans la même quantité d'eau, & l'injecta de la même maniere, mais ſans aucun effet ſenſible, puiſque le chien buvoit & mangeoit comme à l'ordinaire & qu'il ne fut pas purgé.

Maintenant en comparant ces différentes expé‑riences, nous pouvons obſerver que quelques difficiles à comprendre que ſoient les deux‑pre‑mieres avec les infuſions, les dernieres avec les ſolutions ſalines, donnent priſe aux conjectures, & leurs effets différents peuvent très‑bien être expliqués par les principes dont nous avons fait mention.

A l'égard de l'effet fatal du nitre en diſſolution, il faut remarquer que le nitre eſt un de ces ſels qui contiennent très‑peu d'eau dans leurs criſtaux, & ſi on le compare avec le ſel de glauber en particulier, qui retient plus d'eau qu'aucun ſel, excepté celui de Cheltenham, la proportion des parties ſalines eſt comme huit à un. Ainſi quand on diſſoud des poids égaux de ces deux ſels dans la même quantité d'eau, cette eau eſt chargée de huit fois plus de parties ſalines dans la ſolution nitreuſe que dans l'autre, & pour porter ces deux folutions au même dégré de force, il doit y avoir quarante-huit onces d'eau ou une pinte & demie au lieu de fix onces dans la premiere. Nous pouvons fuppofer delà que les effets de ces deux folutions, injectées dans le torrent de la circulation, feroient très-différents, & que l'eau chargée d'une auffi grande quantité de fubftance faline que dans la folution nitreufe, peut occafionner des obftructions & exciter des fpafmes par leur ftimulus, & de cette maniere troubler & fufpendre même toutes les fonctions vitales & amener enfin la mort. Tandis que de l'autre côté, dans la folution du fel de glauber, les parties falines étant très-atténuées, puifqu'elles font diffoutes dans une quantité d'eau près de douze fois plus grande qo'i n'eft néceffaire pour leur diffolution complete, elles pénétrent les innombrables ramifications du fyftême artériel ; il ne doit donc pas paroître furprenant que ce fel paffe fans produire aucun effet fenfible.

La qualité rafraichiffante, particuliere au fel de nitre, peut fans doute contribuer à fes effets pernicieux en coagulant les fluides & en les empêchant de circuler, ou en engourdiffant l'activité des puiffances motrices.

D'après ces vues, il paroît que nous fommes capables d'acquérir d'affez grandes connoiffances des fubftances du regne minéral, tandis que nous reſtons dans une ignorance abſolue ſur les autres regnes. C'eſt une choſe digne de tous nos regrets, que dans un ſiecle qui s'eſt ſi fort diſtingué par les recherches analytiques, on n'ait pas ſuivi davantage les rapports entre les propriétés, la nature & les proportions des éléments qui compoſent les êtres des deux autres regnes, de la maniere que je l'ai eſſayé ici; puiſque chaque découverte de cette eſpece perfectionneroit les arts en général, & en particulier celui de guérir, plus rapidement qu'on ne peut l'attendre de l'obſervation qui eſt toujours rare & lente. La vérité de cette aſſertion ſe confirme par un grand nombre d'exemples pris dans les ſubſtances ſalines, & particulierement du ſel dont nous parlons, puiſqu'il eſt d'un uſage très-étendu & fréquemment employé tant dans la médecine que dans les arts.

J'ai déjà eſſayé d'expliquer les effets pernicieux du ſel de nitre, quand il eſt porté dans le torrent de la circulation en les attribuant à la grande quantité de ſubſtance ſaline que ſes criſtaux contiennent, & il eſt très-probable que pluſieurs de ſes autres qualités dépendent de la même cauſe. Je ne ferai mention que des ſuivantes, parce qu'elles ſont plus généralement connues, quoiqu'on ait jamais eſſayé je penſe, de les expliquer. Le premier de ces effets, c'eſt qu'il eſt plus déſagréable à l'eſtomac que les autres ſels neutres.

Car peu d'eſtomacs peuvent ſupporter ſans reſſentir de nauſées, un gros de nitre ſeulement diſſout dans un verre d'eau, d'une grandeur ordinaire. Cet effet ne dépend il pas viſiblement de ce que étant chargé d'une ſi grande quantité de ſubſtance ſaline & aidé d'une grande ſolubilité dont il eſt très-ſuſceptible, il agit tout à coup avec une force concentrée ſur les tuniques très-ſenſibles de l'eſtomac, & excite ainſi les nauſées dont on ſe plaint? Cela eſt d'autant plus certain quand on remarque que le nitre ſuffiſamment étendu, de maniere que ſes parties deviennent plus atténuées, & mis ainſi de niveau avec les autres ſels neutres, il peut être adminiſtré avec autant de ſécurité que ces mêmes ſels.

Il y a cependant quelques ſels neutres qui, au premier examen, paroiſſent faire une exception à ce principe. Parmi ces ſels on peut prendre le tartre vitriolé, car il eſt certain qu'il contient plus de ſubſtance ſaline dans ces criſtaux, que le nitre même, & cependant on peut le prendre en beaucoup plus grande doſe dans la même quantité d'eau ſans exciter de nauſées ni aucune affection de l'eſtomac : mais on peut expliquer cet effet très-clairement par la difficulté qu'il a pour ſe diſſoudre, ce qui empêche ſes parties ſalines d'agir ſur les tuniques de l'eſtomac avec leur ſtimulus réuni, comme celles du nitre le font. Il
faut

faut donc le confidérer dans cet exemple comme les autres fels plus foibles, quoique plus folubles, & qui contiennent moins de parties falines.

L'autre effet du nitre dont je ferai mention ici, eft celui d'exciter un dégré de froid extraordinaire pendant fa diffolution. Cette propriété que le nitre poffede à un fi haut dégré, & qui a été employée à tant d'ufages dans la phifique & dans les arts, paroît dépend e du même principe que les autres. Mais pour mieux éclaircir ceci, il eft néceffaire de dire quelque chofe des mélanges qui produifent du froid & de la chaleur.

Ce fujet, d'une grande étendue, peut, par une application convenable, jetter beaucoup de jour fur plufieurs des plus obfcures opérations de la nature. Mais il fuffira pour le préfent, d'expofer quelques-uns des principes fondamentaux, particulierement les fuivans :

1°. Que les corps engendrent de la chaleur pendant leur folution dans leur propre diffolvant.

2°. Que les corps produifent de la chaleur pendant leur attraction mutuelle.

Ainfi les fels produifent du froid pendant qu'ils fe diffolvent dans l'eau.

Mais tandis que les fels par leur attraction mutuelle & en fe pénétrant les uns les autres & qu'ils forment un nouveau compofé doué de propriétés différentes de celles qu'ils poffédoient précédemment, l'un & l'autre produifent de la chaleur pendant qu'ils continuent de s'unir.

3°. Dans la production ou de la chaleur ou du froid, l'effet de la chaleur ou du froid produits fera d'autant plus grand que la quantité de matiere diffoute ou incorporée dans un tems donné, fera grande, & que celle du fluide néceffaire pour la diffolution fera petite.

Si donc dans le cas d'une diffolution, un fel contenant dans fes criftaux une plus grande quantité de matiere faline, qu'un autre fel, eft diffous dans une égale quantité de menftrue commun, le dégré du froid produit dans le même tems, fera proportionnellement plus grand.

Ainfi le nitre poffede ces deux propriétés requifes pour la plus grande production du froid, beaucoup plus que la plûpart des autres fels neutres, puifqu'il contient plus de fubftance faline dans fes criftaux & qu'il fe diffout très-rapidement.

Le tartre vitriolé contient, il eft vrai plus de matiere faline que le nitre, mais il fe diffout fi lentement, il exige une fi grande quantité d'eau pour fa diffolution, que l'effet fenfible du froid produit doit être peu confidérable; ce qui eft dû en partie à ce que le froid fe produit peu à peu comme ce fel fe diffout, & en partie parce que ce peu de froid eft difperfé dans la grande quan-

tité de menftrue que ce fel exige pour fa diffolution. Car il faut obferver que pendant cette
diffolution, ni le froid (1) ni la chaleur ne reftent
accumulés, mais qu'ils s'évanouiffent, fe diffipent
l'un & l'autre prefqu'auffi-tôt qu'ils font produits,
de forte que la température moyenne fe rétablit
immédiatement, foit par l'addition de la chaleur
du milieu environnant quand elle eft moindre dans
la diffolution, ou par la fouftraction quand elle
eft plus abondante dans le cas de l'union de ces
fels.

La génération du froid pendant la diffolution
& celle de la chaleur pendant l'union des fels en
formant un nouveau compofé, font des phénomènes que je ne crois pas qu'on ait encore clairement expliqué. Peut-être les obfervations fuivantes répandront-elles quelque lumiere fur ce
fujet. Dans la diffolution, le volume du corps
diffous eft augmenté, fa furface l'eft conféquemment auffi; & comme il eft prouvé par différentes
expériences que la chaleur eft particulierement
attirée par les furfaces, le diffolvant eft ainfi privé
de la quantité de chaleur dont il étoit précé-

____

(1) M. Smith parle ici comme fi le froid étoit un être
particulier, fans doute que c'eft une maniere abregée de
s'exprimer, puifque tous les Phificiens conviennent que
le froid n'eft que la privation de la chaleur. *N. du T.*

demment impregné , & cela en proportion de l'augmentation des furfaces pendant la diffolution, & devient ainfi plus froid.

Au contraire, dans la compofition ou l'union mutuelle des corps, le volume du tout eft diminué, conféquemment auffi l'étendue des furfaces, de forte que la chaleur qui adhéroit aux furfaces eft alors chaffée dans le fluide environnant qui devient ainfi fenfiblement plus chaud.

Il faut obferver ici en général, que ces phénomènes ne fe bornent pas au mélange de différents corps, mais qu'ils femblent avoir lieu dans tous les cas d'extenfion ou de raréfaction pour la production du froid & de contraction ou de condenfation pour celle de la chaleur ; mais quand les expériences font faites avec un corps feul, fans l'intervention d'aucun autre, nous pouvons prendre pour exemple l'atmofphere ; car nous trouvons que quand l'air du recipient de la machine pneumatique eft raréfié par quelques coups de pifton il s'engendre fubitement du froid ; & que lorfqu'on fait rentrer l'air & rendu alors le premier état de condenfation, le même dégré de chaleur revient foudainement ; & que fi l'on continue à condenfer l'air davantage la chaleur augmente en proportion.

J'ai donné quelques exemples de la méthode qu'il faudroit employer dans les recherches , & je

(3)

les ai pris dans les fels neutres. Mon fujet m'y
conduifoit naturellement, ces fels font les plus
propres à expliquer ce qu'il y a de particulier
dans la compofition des eaux de Cheltenham &
à quoi elles doivent leur fupériorité fur les autres
purgatifs de cette efpece. Et comme cette méthode m'a paru avoir été beaucoup trop négligée,
dans un tems où l'efprit d'analyfe eft fi répandu,
je n'ai pu m'empêcher de m'étendre fur ce fujet,
de l'éclaircir par un examen femblable des autres
fels neutres, dont les propriétés quoiqu'univerfellement connues, n'avoient jamais été expliquées de cette maniere.

On a fait plufieurs belles découvertes dans
le cours de ce fiecle, il en eft forti beaucoup de
lumiere qui a éclairé quelques-unes des plus obfcures opérations de la nature. Mais fi l'on fe fût
attaché ftriétement à la méthode d'induétion par
laquelle on auroit obfervé exaétement le rapport entre les propriétés connues des corps, particulierement leur maniere d'opérer fur le fujet
vivant, & la nature & la quantité proportionelle
des fubftances qui entrent dans leur compofition,
au lieu d'accumuler des expériences fans application, on auroit probablement perfeétionné les
connoiffances théoriques & pratiques ; & l'art
de la médecine auroit été arraché des mains de
l'ignorance & de l'impofture dans lefquelles elle

paroît être tombée, & elle auroit été rendue à fa premiere dignité.

Rien n'auroit contribué plus utilement à cette fin, que d'étendre les recherches aux différentes compofitions métalliques, particulierement à celles de mercure & d'antimoine auxquelles l'empirifme s'eft toujours attaché, à caufe de l'activité de leur maniere d'opérer, la facilité de les compofer, de les déguifer & le peu de volume fous lequel on peut cacher beaucoup de puiffance.

Les Chimiftes & les Phifiologiftes philofophes au moyen des connoiffances qu'ils ont des différentes fubftances comme les fels, les fouffres, & les diverfes efpèces d'air avec lefquels ces métaux font ordinairement unis, pourroient non-feulement augmenter ou diminuer ou enfin perfectionner l'opération de ces métaux, avec plus de fuccès & de fureté que ne le fait l'aveugle Empirifme; mais, en réduifant cet art à un petit nombre de principes généraux, les limites des prétenfions de l'empirifme feroient clairement marquées, & la matiere médicale purgée d'une infinité de préparations inutiles qui ont été multipliées par l'ignorance & la charlatanerie depuis l'introduction de ces métaux dans la pharmacie.

On peut ajouter à cela la fatisfaction d'exercer la médecine lorfqu'elle fera conduite ainfi, & que les maladies & les médicaments qui fervent à les combattre feront mis dans un beau jour & que chaque pas qu'on fera dans ces recherches pourra être regardé comme fervant à l'avancement de la philofophie.

Cependant pour faire quelques progrès dans un champ fi vafte, dans lequel on peut dire avec le poëte,

« The nigh's fo dark, fo deep the way, »

il feroit néceffaire de poffèder toutes les connoiffances qui peuvent être recueillies des écrits des hommes qui fe font le plus diftingués dans l'analyfe expérimentale, parmi lefquels je recommanderois aux jeunes phifiologiftes ceux de Hales, Black, Prieftley, Canton, Cavendish, Kirwan, Hunter, Margraf, Pot, Scheele, Bergman, Rouelle, Macquer, Morveau, Lavoifier, de la Metherie, Cavallo, Fontana Spalanzani.

Je hazarderai fimplement de dire quelque chofe fur ce fujet, feulement pour un exemple, & plutôt comme une queftion que comme une affertion.

Parmi les principes généraux dont j'ai parlé, ne peut-on pas adopter les fuivants? Que les métaux font dans leur état métallique, & que pour leur donner quelque dégré d'activité, il eft néceffaire qu'ils foient préalablement convertis en un fel, par leur union avec un acide, foit dans nos laboratoires, foit dans notre corps,

C iv

puifque fans cela, ils ne pourroient être diffous, ni répandus uniformément dans nos fluides , ni ftimuler avec un certain dégré de force nos folides ; mais qu'alors ils refteroient fans activité dans les premieres voies, ou que s'ils circuloient à caufe de la grande divifibilité & de la mobilité de leurs parties , ils glifferoient fur les folides fans faire fur eux aucune impreffion fenfible?

Nous favons que le mercure, (auquel je borne maintenant mes expériences), pris à l'intérieur dans fon état métallique, eft totalement fans action en quelque quantité qu'on le donne.

On attribue fon peu d'énergie dans cette circonftance fimplement à l'attraction de fes parties, qui empéche qu'elles n'agiffent féparément fur l'eftomac ou que ce métal n'entre dans le torrent de la circulation, car l'attraction eft détruite par l'interpofition d'une autre fubftance ; le mercure ne refte pas longtems dans cet état d'inaction ; cette objection paroît d'abord folide, mais quand je la confidere attentivement, je la trouve plus fpécieufe que folide ; car fi la feule féparation des parties étoit fuffifante, ce métal ne manqueroit jamais d'agir & d'avoir de l'activité, & plus la féparation feroit parfaite, plus fon activité ou fon action feroit augmentée. C'eft cependant ce qu'on ne voit point arriver, car quand les parties de ce métal font féparées par une fubftance qui réfifte aux acides & qui eft même infoluble dans les fluides de l'eftomac, comme le mélange de mercure & de fouffre dans la formation du cinabre & de l'ætiops, le mercure, malgré la féparation de fes parties, refte prefque fans action. On peut même affurer que plus la divifion eft complete, moins le mercure a d'action, fes parties étant alors mieux défendues de l'action de l'acide par l'interpofition de celles du fouffre.

On peut obferver la même chofe des parties métalliques de l'antimoine, & même des autres fubftances métalliques, en proportion de leur mélange ou de leur affinité avec ce minéral.

Nous trouvons auffi que d'autres fubftances mêlées avec le mercure affoibliffent auffi fon effet, felon le dégré de leur action fur l'acide de l'eftomac. Les teftacées mêmes quand ils font mêlés avec le mercure empêchent fingulierement fon action, en abforbant les acides de l'eftomac comme cela arrive dans la préparation du mercure alkalifé. On peut obferver en général que les différentes préparations de mercure avec le foufre & avec les poudres d'yeux d'écréviffes font actuellement prefque totalement rejettées, parce que l'expérience en a démontré le peu d'efficacité, quoique la caufe de cette inefficacité n'ait jamais été, je crois, clairement affignée (1).

____

(1) Diverfes expériences ont démontré qu'il exifte un

D'après ces considérations ne paroît-il pas très-
probable que les principaux avantages qu'on
obtient par la séparation des parties du mercure,
dépendent en partie de la destruction de leur attraction mutuelle, & en partie de l'augmentation &
du développement de leurs surfaces, qui donnent
aux acides de l'estomac & à tous les organes, le
moyen de les attaquer & de les mettre en l'état

---

acide dans l'estomac des animaux même les plus carnivores.
M. Hunter a nourri des chiens qu'il avoit affamés, uni-
quement avec de la chair crue qu'il avoit gardée jusqu'à
ce qu'elle fût presque putréfiée, & malgré que ce fût la
seule nourriture qu'ils aient eue pendant plusieurs semaines,
ce savant trouva toujours que la liqueur gastrique de ces
animaux, contenoit un acide.

Il est universellement reconnu, que non-seulement
différents acides peuvent être retirés des solides & des fluides
des animaux, mais encore on assure, d'après quelques
expériences faites depuis peu, que tous les acides miné-
raux sont formés par la force vitale des animaux & des
végétaux, excepté le seul acide arsénical. Cette derniere
circonstance ne peut-elle jetter une espece de lueur sur
la cause de *l'incorrigibilité* de cet acide, & sur le pouvoir
qui lui est si particulier de nuire constamment au systême
animal ? Car comme les organes sont incapables de le
produire, ne peut-on pas supposer qu'ils sont encore moins
capables de le changer par leur action ? tandis que le fer
que les organes, dit-on, peuvent produire, est bienfaisant
sous presque toutes les formes qu'on l'administre.

falin, & que l'action des parties mercurielles dépend de cet état?

Cette probabilité n'eft-elle pas fortifiée par la pratique des Médecins Efpagnols, qui adminiftrent les abforbants comme les médicaments les plus efficaces pour la guérifon de ceux qui ont été affectés par le mercure dans les mines?

Et cette probabilité ne s'éleve-t-elle pas à la certitude, en confidérant que le mercure acquiert par fon union avec un acide dans le laboratoire, un fi grand dégré d'activité, qu'une très-petite quantité de ce métal porte fa vertu fpécifique & la répand dans tout le corps avec tant d'efficacité, que fi on en adminiftre feulement une fois par jour pendant quelques femaines, il eft capable de délivrer le corps de tout le virus, quelqu'invétéré qu'il puiffe être.

En accordant que l'action du mercure dépend de l'union de ce métal avec un acide, foit dans le laboratoire, foit dans le corps, & qu'une très-petite quantité de ce métal ainfi préparé, eft fuffifante pour l'extirpation totale du virus, ne peut-on pas demander pourquoi on continueroit de charger tous les jours le corps par une fi grande quantité de mercure, comme on le fait par les frictions ?

Une trop grande quantité de ce pefant métal, introduite dans le corps & y circulant, ne peut-elle pas donner lieu à des accidens nuifibles à la conftitution ?

Ce métal introduit dans le corps en fi grande quantité, ne peut-il pas détruire l'économie animale, en partie par la preffion qui dépend de fa gravité fpécifique, en partie auffi par l'attraction que fes parties exercent fur les acides, & en privant ainfi les folides & les fluides d'une fubftance effentielle à leur compofition ; & cette crainte n'eft-elle pas fondée, quand on fait attention que ceux qui travaillent à l'extraire dans les mines, en font fi fort affectés?

L'abforbtion perpétuelle des acides & la converfion qui s'enfuit, du mercure à l'état falin, tant qu'il en refte la moindre partie dans le corps, ne peut-elle pas être un moyen de garder une falivation inutile, longtems après que le virus a été extirpé, ou ce fel, en fe portant fur les inteftins, caufer une violente fuperpurgation dans un tems où la conftitution eft fi loin de pouvoir fupporter aucune efpèce d'évacuation ?

Et cette falivation ne peut-elle pas, par cette méthode, aller quelquefois à un dégré fi allarmant, malgré la plus fevere attention, qu'elle exige tous les moyens poffibles pour fupprimer par les opiats, toutes les évacuations, tandis que le malade eft tourmenté par tant de maux, que la vie même en eſt à peine une compenſation ſuffiſante?

Enfin il n'y a aucune raiſon, excepté celle d'une indiſpenſable néceſſité qui puiſſe juſtifier la continuation d'une pratique qui entraîne de telles calamités.

Il eſt vrai qu'on a objeƈté contre les autres méthodes, que les préparations ſalines étoient capables d'agir, dans quelques conſtitutions, avec trop de violence ſur l'eſtomac & ſur les inteſtins.

Mais on peut prévenir & même réduire à rien la violence de cette aƈtion, par des délayans abondans, comme nous l'avons dit du nitre, ou en combinant ces préparations avec des ſubſtances capables de diminuer l'irritation & en même tems de déterminer leur aƈtion vers quelques-uns des principaux émunƈtoires. J'en ai fait l'obſervation plus fréquemment que la plûpart des médecins, favoriſé par mes leƈtures publiques que je fais annuellement dans l'Univerſité ſur l'anatomie & la chìmie; & je puis affirmer que je ne me rappelle pas d'avoir jamais été obligé de recourir dans aucun cas, à la méthode trop fréquemment nuiſible des friƈtions.

Cette méthode peut convenir dans les hôpitaux, ou lorſque le malade ne peut être réglé qu'en le rendant incapable de ſe livrer à l'inconduite, ou enfin à ceux qui ne connoiſſant point

du tout l'économie animale ni les premiers éléments de l'art de guérir, ſavent ſeulement que le
mercure eſt l'antidote du virus, & que s'ils en
font entrer aſſez dans le ſyſtéme pour exciter la
ſalivation à une certaine quantité, ſoit à une
pinte, ſoit à une chopine, car les praticiens ſont
diviſés ſur la quantité, la guériſon s'effectuera
certainement. Ils ne prévoient pas les conſé-
quences qui en réſultent pour la conſtitution ; con-
ſéquences nuiſibles, qui auroient pu être préve-
nues, & la guériſon auſſi ſurement effectuée, en
adminiſtrant la millieme partie de cet antidote,
d'une maniere plus judicieuſe.

Il faut remarquer en outre que les ſels mercuriaux ne ſont pas ſi violents ni ſi réfractaires
dans leur opération, que beaucoup d'autres ſels
métalliques, parce que le mercure étant toujours
dans un état de fluidité ou au-deſſus de ſon point
de congélation, il n'ajoute conſéquemment que
ſon propre poids au ſtimulus des parties de l'a-
cide avec lequel il eſt uni. Car je ne conçois pas
que par le ſimple mélange avec d'autres ſubſtances, les parties globulaires & douces des
fluides changent leur forme. Il eſt probable que
ce n'eſt que par la congélation ſeulement que ce
changement a lieu, & alors les parties de l'eau
du mercure & de tous les métaux deviennent
aigues. Et comme tous les autres métaux ſont

toujours dans leur état de congelation ou de cristallisation , leur *spicula* atténué & aiguisé par
l'acide , ne peut manquer de coopérer avec lui,
de maniere à rendre son stimulus plus violent &
plus difficile à dompter.

Les transactions philosophiques font mention
d'une belle expérience du Docteur Blagden, qui
prouve le passage de la forme globulaire à celle
d'aiguille, dans les parties des métaux, par la
cristallisation seule. Ce savant fit fondre une masse
d'un métal, & fit réfroidir soudainement la sur-
face de cette masse, & versa le fluide non cris-
tallisé, qui étoit au milieu, & quand tout fut froid
il trouva que le creux étoit plein de fines & belles
aiguilles métalliques.

Enfin le mercure paroît être un fluide simple,
homogene, aussi insipide , aussi inodore & aussi
bien privé de stimulus que les parties de l'eau,
& quoiqu'il puisse être mêlé avec d'autres substances parmi lesquelles il paroît détruit, cependant
il est probable qu'il y demeure sans altération,
& que par une simple séparation , il reparoît toujours, comme l'eau, sous sa forme primitive.

Le mercure étant considéré sous le point de
vue dans lequel je le présente , on demande à
quelle propriété est due sa vertu spécifique.

Si je puis hasarder une conjecture, sur un sujet
environné de tant d'obscurité , je dirai que je pen-

cherois à l'attribuer à fa gravité fpécifique qui eft confidérable, & à fa divifibilité infinie qui agiffent enfemble. De toutes les productions de la nature, une fubftance qui eft fi éminemment douée de ces deux qualités & qui par fon union avec un acide, peut fe répandre dans tous les fluides animaux, paroît être, plus qu'aucune autre, propre à débarraffer l'économie animale de toutes les matieres étrangeres & nuifibles, pourvu qu'elles puiffent être déracinées, foit par la compofition ou par l'expulfion.

Car, par fa gravité, le compofé falin doit circuler avec un dégré confidérable de force ; & par fa divifibilité, le mercure doit accompagner toutes les parties de l'acide quelque foit leur petiteffe, dans les endroits les plus reculés du fiftême, & les aider ainfi à lever les obftructions qui peuvent s'être formées dans ces voies. Il faut donc confiderer, le mercure plutôt comme auxiliaire que, comme l'agent principal & comme aidant à porter au loin les particules acides, avec une force fuffifante pour empêcher qu'elles ne foient diffipées ou retardées dans le torrent de circulation, & les rendre capables de brifer & de détruire le virus, ou d'ouvrir des paffages pour fon expulfion.

Mais malgré cette efpece de dégradation, le mercure doit toujours tenir le rang de fpécifique, puifqu'il eft la feule fubftance que nous connoiffions,

fions, dont les propriétés foient adaptées à ce moyen.

L'hypotefe que j'ai hafardée eft confirmée par l'examen des différentes préparations falines mercurielles. Nous verrons que leur efficacité ne dépend pas de la quantité de mercure, mais de celle de l'acide qui entre dans leur compofition.

Le fublimé corrofif, par exemple, contient beaucoup moins de mercure dans une quantité donnée, que le calomel ou mercure fublimé doux. Mais comme le fublimé contient beaucoup plus d'acide, on trouve qu'il agit avec beaucoup plus d'activité; & il paroît, d'après ce que nous éprouvons des préparations de mercure en général, qu'il eft très probable, que leur plus ou moins d'efficacité dépend de ce qu'elles font plus ou moins chargées d'acide, pourvu, cependant, que la conftitution foit capable de fupporter le ftimulus de ces médicamens, & que dans la préparation il refte affez de métal pour effectuer l'expulfion du virus, comme je l'ai dit.

Après les préparations mercurielles, celles d'antimoine méritent juftement l'attention des phifiologiftes, non-feulement parce qu'elles font le fecond moyen fecret des Empiriques, qui les repandent dans le public fous une multitude de formes qui pourroient être réduites à un petit nombre par des recherches convenables ; mais

D

elles méritent encore toute leur attention par
leur valeur & par leur mérite réel. Car si nous
exceptons la vertu spécifique du mercure qui, dans
l'état où se trouve maintenant le monde, peut être
regardé comme le remede nécessaire pour pré-
server l'espece humaine de la destruction, les préparations antimoniales doivent être estimées les
plus utiles, parce que leurs effets salutaires s'é-
tendent à une plus grande quantité de maux,
tant chroniques qu'aigus, que ne le fait aucune
autre composition minérale quelconque.

Dans ces recherches sur les principes d'actions
des préparations antimoniales, l'explication que
j'ai donnée se confirmera d'autant mieux qu'elle
rend raison de toutes les particularités de leur
opération.

Car, 1° on sait que toute substance capable
d'affoiblir l'union d'un métal avec un acide, détruit l'action du composé, & l'on sait que la craie
qui est insoluble dans l'acide de l'estomac, n'a
point du tout d'action.

2°. Comme l'antimoine est toujours dans un état
de cristalisation & que ses parties sont conséquemment sous la forme d'aiguilles, leur action est
nécessairement plus prompte & plus violente; de
plus, comme elles sont peu propres à être ab-
sorbées & à parcourir les voies de la circulation
à cause de leur forme, leur action est particulierement bornée au canal intestinal.

(51)

3°. Comme les deux efpeces de parties qui forment le compofé, ftimulent enfemble, la quantité des unes & des autres peut n'être pas confidérable, ce que prouvent fingulierement les pilules & le gobelet d'antimoine, qui ne perdent rien ou prefque rien de leur poids, quoiqu'on s'en foit fervi pendant plufieurs années.

La même méthode de faire des recherches peut s'étendre, avec beaucoup d'avantage, aux autres compofitions métalliques; mais comme leur nature a été, du moins je l'efpere, fuffifamment éclaircie par les exemples que j'ai pris dans les deux principaux ordres de compofés falins, je veux dire les fels neutres & les fels métalliques, je me propofe de ne pas aller plus loin pour le moment, & de retourner à l'objet principal de cet ouvrage, *les eaux de Cheltenham.*

Lorfque l'eau paffe dans les entrailles de la terre, elle s'impregne des matieres foffiles qu'elle rencontre dans fon cours, lefquelles font toutes folubles dans l'eau ou qui peuvent au moins s'y tenir fufpendues; c'eft pourquoi on trouve rarement de l'eau dans fon état de pureté élémentaire. Dans quelques lieux elle eft moins pure que dans d'autres, quoiqu'on en faffe ufage, & fon impureté n'étant apperçue facilement par nos fens, on ne fait autant d'attention à cette différence qu'elle le mérite, car beaucoup de douleurs ano-

D ij

males tirent leur origine de cette caufe & ne peuvent être expliquées autrement.

Mais lorfqu'il arrive que l'eau eft chargée de fubftances qui ne peuvent aifément échapper à l'obfervation, elle devient alors un objet d'attention & nous fommes conduits à en faire ufage dans différentes maladies pour lefquelles les fubftances qui y dominent paroiffent être convenables. Les fubftances qui fe trouvent le plus communément dans les eaux, font le fer, le foufre, la terre calcaire & un fel neutre purgatif. Il y a peu de parties du globe, de la même étendue que l'Angleterre, qui foient plus abondamment fournies d'eaux minérales que cette îfle.

A l'égard des eaux ferrugineufes, fulfureufes & calcaires, telles que celles de Bath, de Tunbridge, d'Harrowgate, de Briftol &c, on fait très bien à quelles maladies elles font appropriées, mais il n'en eft pas de même des eaux purgatives; on n'a point exactement défigné les différentes conftitutions ni les nombreufes maladies dans lefquelles les eaux de Cheltenham ont été trouvées fi utiles.

Il paroît donc néceffaire d'expofer quelque principe général qui puiffe expliquer la nature & l'étendue de leur opération, & devenir conféquemment un guide plus fûr pour l'ufage de ces eaux, que les connoiffances vagues qu'on peut raffembler de la multitude de cas fans connexion, qu'on publie communément dans les occafions où l'on veut déterminer les maladies auxquelles des eaux minérales font propres. Je le puis d'autant mieux que j'ai demeuré conftament à Cheltenham toutes les faifons depuis 1778.

Je choifirai feulement quelques obfervations que je regarde comme les plus propres à démontrer le principe même, & à faire voir que les vertus médicinales de ces eaux s'étendent même à des cas pour lefquels les unes ou les autres, des eaux dont je viens de parler, font communément recommandées. Les maladies auxquelles elles font particulierement propres, font les affections nérveufes, pour lefquelles les eaux de Bath ou de Tunbridge, font juftement recommandées felon l'état particulier de la maladie, ou celles de la peau, qui cedent fouvent aux eaux fulfureufes d'Harrowgate & à plufieurs autres endroits de l'Angleterre.

Leur efficacité, dans les maladies nerveufes, eft très clairement prouvée par le détail fuivant que j'ai reçu du malade même, le premier été que je fuis arrivé à Cheltenham. Cet homme étoit un des muficiens attachés à la falle des eaux à Bath, lorfqu'il eut le malheur d'être attaqué d'une paralifie fur un côté, ce qui le rendit totalement impotent. On employa tous les moyens de foulagement que pouvoient fournir le lieu où il étoit, mais ils furent répétés plufieurs fois fans fuccès. Enfin on l'apporta à Cheltenham, & après avoir pris des eaux pendant quelque tems, il fut en état de reprendre fon inftrument & d'aller rejoindre fa troupe, à Bath, où je me rappelle qu'il a continué à jouer pendant chaque faifon jufqu'à ce qu'il fut attaqué d'une autre maladie qui l'emporta. On peut obferver, en paffant, qu'on ne doit pas faire intervenir, dans ce cas-ci, la qualité altérante de ces eaux.

J'ai vu auffi une paralifie qui commençoit à fe manifefter par une foibleffe & un engourdiffement d'un côté, que l'ufage de ces eaux prevint très efficacement; peut-être en auroit-on vu plus d'exemples, fi l'on eût fait plus d'attention à l'utilité des évacuans dans les paralifies; & l'on auroit fans doute eu recours à une eau dont on peut continuer l'ufage fans courir le rifque d'alterer la conftitution par les évacuations qu'elle détermine. Car c'eft principalement de l'évacuation, de la révulfion & de l'abforbtion, qu'on doit attendre du foulagement dans de femblables maladies; la methode ftimulante, fans ces moyens eft très peu utile dans les différens périodes de ces maladies. Le détail fuivant fait voir l'efficacité des eaux de Cheltenham dans les maladies cutannées.

Un médecin de mes amis étoit affligé depuis plusieurs années d'une éruption scorbutique, qui s'augmentoit peu à peu & qui étoit accompagnée d'une démangeaison insupportable. L'éruption se termina enfin par de larges pustules, qui s'enflammerent, se creverent & suinterent en différents endroits.

Il avoit eu recours, pour cette maladie fatigante, à tous les altérants, tels que les mercuriaux, les antimoniaux, les tisanes apéritives &c. de l'avis des plus grands médecins de sa connoissance, qui pratiquent, avec distinction, la médecine à Londres ; mais il n'en obtint d'autre soulagement que quelque adoucissement dans la violence de l'éruption, & seulement pendant le tems de l'opération de ces remedes ; mais trop aux dépends de sa santé, à d'autres égards, car elle fut si affoiblie, & sa constitution en fut tellement affectée, qu'il fut obligé de laisser tous les remedes ainsi que ses affaires, & de se retirer à la campagne pour rétablir sa santé ; pendant un séjour de plusieurs semaines à la campagne, délivré de l'embarras des affaires, il prit le lait d'ânesse, se mit à la diete blanche ; il prit la décoction de quinquina & de l'exercice tous les jours, d'abord dans sa voiture, ensuite à cheval dès qu'il put le supporter ; de cette maniere il se rétablit au point qu'il fut en état de reprendre le train de ses affaires. Cependant comme l'éruption n'avoit jamais été détruite, mais qu'elle recommençoit à reparoître comme avant, il alla à Weymouth, où, par l'usage fréquent ces bains de mer & par un exercice constant, cette maladie s'adoucit & sa constitution se rétablit assez bien pour qu'il pût retourner à ses affaires l'hiver suivant. Mais lorsque le printems revint, sa maladie reparut avec plus de rapidité & de force que jamais. Il essaya alors les bains d'eaux sulfureuses & différents autres remedes excepté les altérants de l'usage desquels il avoit trop souffert précédemment; mais tout cela fut sans succès. Il ne savoit plus quels moyens employer, lorsqu'une personne vint de la campagne pour le consulter sur une maladie; cet homme lui dit qu'il avoit une éruption scorbutique pour laquelle il avoit reçu beaucoup de conseils & pris beaucoup de remedes, sans en avoir ressenti de soulagement durable; que le seul qu'il eut jamais reçu, il l'avoit dû aux eaux de Cheltenham, & que c'étoit pour cette raison qu'il y alloit tous les étés; enfin qu'il croyoit fermement que si ses occupations lui permettoient de prendre ces eaux pendant une ou deux saisons entieres, sa maladie se dissiperoit entierement.

Mon ami qui étoit totalement découragé, fut frappé de ce récit, comme s'il eût eu une révéation du ciel. Il avoit entendu parler des eaux de Cheltenham, il avoit lu quelques ouvrages qui en traitoient, mais comme elles étoient tombées dans un difcrédit général, par quelque erreur dans leur ufage qui leur étoit étrangere, il n'en attendoit rien, jufqu'à ce qu'enfin engagé par une autorité fur laquelle il pouvoit compter, il fe détermina à les effayer; & il partit donc pour Cheltenham, le 15 mars 1778, & après avoir bu des eaux à la fontaine prefque tous les jours pendant trois mois ou prefque jufqu'à la fin d'août, il quitta Cheltenham & fon éruption difparut; & depuis ce tems cette maladie ne lui a prefque jamais rappellé fes premieres fouffrances.

On pourroit produire de nombreux exemples de l'effet falutaire de ces eaux dans les affections cutannées, même lorfque les éruptions ont été fuivies d'un fuintement ichoreux, & après l'ufage répété fans fuccès des eaux d'Harrowgate.

Il faut encore obferver ici que les effets falutaires des eaux, doivent être attribués feulement à l'évacution continue qu'elles procurent, par laquelle l'humeur ichoreufe fut détournée dans un autre canal, tandis que les vaiffeaux fecretoires des tégumens étoient débaraffés & pouvoient ainfi recouvrer leur ton ordinaire. Ce même principe explique leur efficacité dans tous les autres écoulements, cas qui dépendent, foit d'une ulceration locale, foit d'un relâchement chez les deux fexes.

Quant à leur effet dans les maladies qui indiquent l'ufage des eaux *calcaires*, je crois qu'on n'a rien à en attendre.

Les maladies dont j'entends parler, font ces obftructions fcrophuleufes dans les glandes du fyftême lymphatique, qui fe terminent fréquemment en abfcès externes ou en ulcérations pulmonaires.

Car comme elles dépendent généralement d'une foibleffe de la fibre, foit héréditaire, foit acquife par le régime ou par des occupations fédentaires, qui occafionne une affimilation imparfaite des alimens, une circulation & des fécretions languiffantes; les abforbans & les fortifians, ou la méthode chaude & ftimulante, felon le degré & le poids de ces maladies, paroiffent mieux appropriés que celle des évacuations continues, fur-tout par les fels neutres purgatifs.

Dans les maladies de la cavité abdominale comme celles qui dépendent de la fabure du canal alimentaire, les obftructions des canaux biliaires ou les engorgemens de la rate & des autres vifceres qui fuccedent fouvent aux fievres, fpécialement aux intermittentes ; comme toutes ces maladies font fituées dans la fphere d'activité de ces eaux, il femble qu'il ne faut pas de témoignage pour confirmer leur efficacité dans tous ces cas, & s'il en falloit, chaque faifon pourroit produire une foule de témoins des deux Indes & tous ces

grands mangeurs, dont le régime n'eſt pas accom-
gné d'un exercice convenable.

J'ai eu des preuves de leur efficacité, dans
des obſtructions qui avoient leur ſiege dans les
parois de l'abdomen. Deux femmes, d'un moyen
âge, me conſulterent pendant mon ſéjour à Bath ;
leur maladie étoit un gonflement aſſez dur dans
la region hypogaſtrique, pour lequel on avoit
employé, ſans aucun effet, le calomel & d'autres
apéritifs, ainſi que les fomentations, les linimens,
enfin tous les remedes difcuſſifs & réſolutifs, &
tout cela ſous la direction d'un medecin, c'eſt
pourquoi je n'eſſayai aucun médicament, mais je
les engageai d'aller à Cheltenham ; l'une d'elles
y alla dès le printems de l'année 1781, & l'autre
l'année ſuivante ; elles furent délivrées, toutes les
deux, de leur maladie ſans le ſecours d'aucun
autre remede, que l'uſage ſeul des eaux.

Car il faut remarquer, en général, qu'il eſt
rarement beſoin d'aucun autre remede, depuis
le commencement juſqu'à la fin de l'uſage des
eaux, excepté lorſque la maladie eſt compli-
quée de quelqu'autre, parce que les eaux elles-
mêmes ſont la meilleure préparation à leur propre
uſage ainſi qu'à celui des autres eaux, & qu'elles
ſont, en beaucoup d'occaſions, capables de ſur-
monter les maux pour leſquels elles ſont indiquées.
Ce qui eſt principalement utile comme auxiliaire,

pendant l'ufage de ces eaux, fur-tout dans ces douleurs erratiques qu'on attribue ordinairement au fcorbut, au rhumatifme ou à la goutte, & par-deffus tout dans toutes les efpeces d'éruptions cutannées, c'eft la fréquente immerfion dans l'eau chaude. C'eft pourquoi il eft fort à défirer qu'on établiffe des bains commodes à Cheltenham ; cela eft d'autant plus néceffaire, qu'on ne peut boire les eaux avec plus d'avantage ailleurs, qu'à la fource même.

Car quoique les eaux de Cheltenham & les autres purgatifs neutres, n'alterent pas la conftitution, quand le fel eft fuffifament délayé, autant qu'un autre purgatif adminiftré fous la forme d'une potion ordinaire, on peut cependant raifonnablement fuppofer que l'acide aérien & chalybé qui fe perd par l'exportation des eaux, doit contribuer effentiellement à donner de la vigueur aux organes & à augmenter toutes les autres vertus des eaux. J'en ai eu la preuve un ou deux jours avant mon retour à Bath. Un miniftre de la religion qui s'étoit accoutumé à prendre les eaux chez lui pendant plufieurs faifons, les prit cette année régulierement à la fource, & les trouva non-feulement plus agréables à boire & plus vivifiantes, mais encore plus efficaces à tous égards, qu'elles ne le lui avoient paru jufqu'alors.

Je finirai par quelques avis clairs & faciles à obferver en prenant ces eaux.

1°. Je conseillerois de se rendre à la source de bon matin, parce qu'alors les eaux sont plus fortement impregnées de toutes les substances qu'elles contiennent, que lorsque le jour est plus avancé.

2°. Les buveurs doivent commencer d'abord par un demi septier ou une chopine d'eau, selon l'âge & la force de la constitution, & un quart-d'heure après ou un peu plus, prendre encore la même quantité. Un intervalle plus long ne seroit pas avantageux, parce que l'eau n'agiroit pas si également. Si l'une ou l'autre des quantités indiquées est suffisante pour déterminer une évacuation, elle doit être augmentée le matin suivant ; & ainsi de jour en jour jusqu'à une pinte ou une pinte & demie & qu'elle ait agi au moins une fois en vingt-quatre heures. Si les eaux ne sont pas suffisantes d'elles-mêmes, on peut faire dissoudre dans la quantité qu'on en prend, depuis un gros jusqu'à une demi-once, du sel de Cheltenham ; & si le sel manquoit aussi de produire l'effet qu'on en attend, on prendra la nuit d'avant un demi gros de pilules aromatiques de rufus, ou la quantité ordinaire de quelque purgatif liquide, ce qu'on répétera jusqu'à ce que les intestins se relâchent, ce qui arrivera probablement au bout de peu de jours. Il faut observer qu'une évacuation ou deux tout au plus par jour, sont

fuffifantes pour la plûpart des cas , & pour que
la conftitution puiffe en foutenir la continuation.
Mais l'ufage en doit être conféquemment pro-
longé , afin que l'eau puiffe produire l'effet qu'on
en attend.

3°. Si l'eau paroiffoît d'abord trop froide pour
l'eftomac, malgré qu'elle foit bue en plufieurs
fois , ce qui arrive rarement quand on la boit
immédiatement après qu'elle eft tirée , on pourroit ajouter à chaque verre un peu d'eau chaude,
ou plein une cuillere à thé de quelque infufion
aromatique chaude , jufqu'à ce que l'eftomac y
fût habitué.

4°. Les aliments doivent être d'une facile digeftion , & n'être pas propres a produire des acidités ni des flatulences. Les végétaux ou les fruits
qui ne font pas mûrs, par cela même, ne conviennent pas, comme dans l'ufage de tout autre
médicament.

5°. Il faut prendre de l'exercice tous les jours
& fe livrer à tous les amufemens qui peuvent détourner l'efprit de toutes efpèces d'inquiétude
ou d'application trop fortes, qui d'elles-mêmes
donnent naiffance à une multitude de maux.

6°. On doit fouper légérement ou plutôt point
du tout & fe coucher de bonne heure, ce qui eft
très-effentiel furtout dans les maladies qui pren-

nent naiſſance de trop d'abondance & de trop d'irrégularités dans le régime.

7°. L'uſage des bains chauds depuis 85 juſqu'à 94 du thermometre de Fahrenheit, ou quelquefois plus haut ſelon les circonſtances, dans leſquels on reſte depuis 10 juſqu'à 20 minutes, une ou deux fois par ſemaine, eſt non-ſeulement agréable & ſalutaire à la plûpart des conſtitutions, mais il eſt eſſentiellement utile dans la plûpart des maladies pour leſquelles les eaux de Cheltenham ſont particulierement indiquées

F I N.

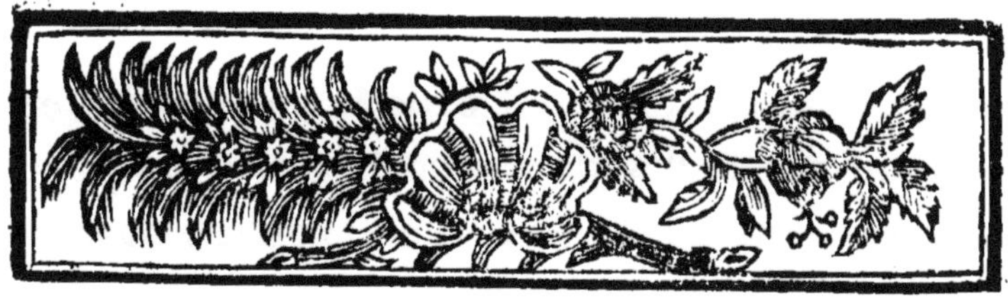

OBSERVATIONS
GÉNÉRALES
SUR
LES EAUX DE CHELTENHAM,

EXTRAITES de différents Auteurs Anglois.

CETTE excellente source est à un tiers de mille
de distance au sud de l'église, elle sort d'un
terrein léger & sablonneux, de la même nature

Cheltenham est situé dans le comté de Gloucester,
à 100 milles à l'ouest de Londres, à 10 milles de Gloucester, 41 milles d'Oxford, à 46 de Bristol, & à 48 de
Bath, ou seulement 45 par la nouvelle route.

Cette paroisse consiste en cinq hameaux outre la ville,
placés à l'extrémité sud-ouest de la vaste & délicieuse vallée
d'Evesholme ou Evesham, nommée aussi Esham.

Ce district appellé pour le distinguer, vallée de Gloucester, à cause du voisinage de cette ville, est presqu'environné des collines de Coteswold, qui le défendent des

A

ij

que celui où la ville est bâtie & qui s'étend à environ dix milles de circonférence. Quoique ce terrein soit sec & élevé, il est singulierement fer-

---

froids du nord & des vents d'orient auxquels il seroit exposé. De sorte qu'il n'y a peut - être pas de ville en Angleterre ni ailleurs, dont la situation soit plus agréable que celle de Cheltenham. Aussi est-ce avec raison que tous ceux qui y viennent la trouvent délicieuse. Ses eaux minérales, qui font l'objet de la dissertation que nous donnons au public, y attirent une foule de personnes de tous états & de tous pays.

Cette paroisse dont l'étendue est de dix milles a un sol assez varié; à l'est c'est un sable blanc, à l'ouest une argile forte, au sud une terre grasse & riche, & dans d'autres lieux un mélange de cette terre & de sable. On y trouve tous les avantages qu'on peut attendre d'excellentes eaux minérales, d'un air pur & salubre, d'une situation sèche & propre dans l'été à toutes les espèces d'amusements.

Le pays qui l'avoisine produit en abondance du bois pour la bâtisse & pour le chauffage, il abonde en grains, en légumes, en végétaux excellens de toutes espèces; en troupeaux, en oiseaux & en gibier.

L'eau de la ville n'est pas si dure, ni si chargée de terre calcaire qu'on l'a dit; elle est employée pour tous les usages ordinaires, & quand même elle ne seroit pas bonne, on pourroit facilement se procurer de l'eau du ruisseau.

L'art est venu encore embellir ce lieu déjà si agréable par sa position, on y a fait de belles promenades. Le cimetiere est un des plus beaux d'Angleterre, il s'étend de l'est à l'ouest d'environ 300 pieds, il est entouré & traversé

tile , & fournit abondamment tout ce qui eſt néceſſaire aux beſoins des habitans & de ceux qui
fréquentent les eaux.

---

d'un double rang d'arbres qui tendent ce lieu plus agréable
que ſon nom & ſon uſage ne ſemblent l'indiquer. De la
porte du ſud-oueſt , une promenade bien ſablée conduit
au pré de l'égliſe , une autre la traverſe & conduit à la
riviere de Chelt ou Chilt, ſur laquelle on a jetté un léger
pont levis, pour communiquer à la promenade publique
qu'on dit avoir été faite par Narbone Berkeley , le feu
Lord Boltetourt. Le premier projet étoit de continuer
la grande promenade juſqu'à l'égliſe, ſi l'on eût pu déterminer le propriétaire d'un petit terrain ſitué vis-à-vis le
pont, à s'en défaire ; mais quoique ce fût pour l'utilité
publique , on ne s'eſt pas cru autoriſé à le prendre malgré
lui. On penſe à la vérité que l'état dans lequel elle eſt
actuellement, eſt beaucoup plus agréable que ne l'auroit
été une ſi longue avénue. L'effet de cette promenade ne ſe
conçoit bien que par les perſonnes qui l'ont vue. Le clocher
de l'égliſe qui s'éleve du milieu, offre la plus belle perſ-
pective. Quelques perſonnes ont offert de contribuer à la
dépenſe néceſſaire pour faire élever ſur l'un des côtés , un
cadran ſolaire qui feroit le plus bel effet.

La promenade inférieure ou grande promenade, eſt
d'environ 10 pieds de large , ombragée de grands ormes
que les rayons du ſoleil le plus ardent ne peuvent pénétrer.
Elle eſt environnée d'une haye vive. La promenade au-
deſſus de la ſource eſt plantée de tilleuls & la partie la
plus élevée eſt couverte d'un beau gazon, & d'une allée
tournante ſablée ; le ſeul défaut qu'on y ait trouvé, c'eſt

A ij

Une telle fituation ne peut que contribuer beaucoup aux bons effets des eaux. Car l'air que nous refpirons n'eft pas toujours l'objet de notre

qu'elle n'a pas affez de largeur. Mais ce beau lieu n'a rien qui puiffe lui être comparé en Angleterre ni peut-être ailleurs.

A l'orient de la pompe eft la gallerie bâtie en 1775, aux frais communs de M. Skillicorne, Seigneur de la terre, & de M. Miller qui tient les eaux, pour la commodité de ceux qui les prennent & pour les déjeunés publics pendant la faifon qui dure depuis mai jufqu'en octobre (1).

La ville de Cheltenham s'étend prefqu'en droite ligne & occupe un mille de longueur parce qu'elle n'a qu'une rue principale. Elle contient aujourd'hui 2000 habitans & 4000 maifons. Il y a quelques années que l'eau minérale couloit au milieu de la ville, qu'elle y ftagnoit même en quelques endroits & devenoit nuifible. Mais actuellement une bonne chauffée traverfe la ville avec un canal de chaque côté pour l'eau. Les rues ont été pavées, nétoyées, éclairées, les maifons numérotées, enfin on n'a rien négligé de tout ce qui pouvoit rendre ce lieu agréable & commode. On a fait auffi des changemens avantageux aux hôtels garnis, on en a établi de nouveaux qui font occupés par des perfonnes du premier rang. En 1780, leur nombre n'étoit que de 33, aujourd'ui il y en a près de 130. Enfin les

(1) En 1787, il y avoit du monde pour prendre les eaux dès le milieu d'avril, et plufieurs perfonnes y refterent jufqu'en novembre. Dans aucun endroit de l'Angleterre la faifon des eaux n'eft auffi longue.

choix, outre qu'il peut être vicié ou corrigé par des caufes fans nombre. Celui qu'on regarde comme le meilleur pour la fanté c'eft le plus ferein, conféquemment celui qui contient le plus d'air vital. Un fol comme celui de Cheltenham qui abforbe l'humidité, eft le plus propre à fournir une telle efpèce d'air. Peut-être l'atmofphere eft-elle épurée par les vapeurs qui s'élevent des eaux minérales.

Les malades qui viennent à Cheltenham, recouvrent bientôt l'appétit. Cet effet fenfible, eft dû fans doute à la bonté & à la falubrité de l'air; rien n'étant fi avantageux aux malades que l'exercice dans un air fec, ferein, & libre, furtout fi on le continue jufqu'à ce qu'il s'enfuive une légere perfpiration. Le même exercice pris dans un lieu fermé n'a pas un effet femblable pour la confervation de la fanté. Cet air libre qu'on refpire continuellement n'eft pas privé de fon principe vital & eft un puiffant foutien de la vie & de la fanté. Il eft donc bien dangereux pour les malades & même pour ceux qui font en bonne fanté de marcher jufqu'à ce que la tranfpiration

---

changements qu'on a faits dans les routes qui conduifent des différentes villes d'Angleterre à Cheltenham, feront de cette petite ville le lieu le plus agréable & le plus fréquenté de ceux de cette île où l'on prend des eaux.

commence, & de refter à l'air jufqu'au ferein, qui la fupprime aifément & entraîne des confé-quences très-pernicieufes. Cette eau a été dé-couverte par hazard comme tant d'autres. On obferva qu'un léger filet d'eau fortoit d'une argile forte & bleuâtre fur ce fol fabloneux, & qu'il difparoiffoit après avoir coulé fur un petit ef-pace en laiffant beaucoup de fel fur la furface. Des volées de pigeons venoient tous les jours le man-ger. M. Maffon, alors propriétaire du terrain, le remarqua & en prit une connoiffance particu-liere. Il obferva que lorfqu'il geloit & que le cours de toutes les autres fources étoit fufpendu, celle-là feule reftoit fluide. Lorfqu'on en fit l'effai on la trouva purgative. D'autres perfonnes difent que la vertu de cette eau fut indiquée par la guérifon d'un cheval qui, paiffant auprès, but de cette eau & fut guéri de la maladie dont il étoit attaqué. Aujourd'hui même quelques perfonnes en font boire à leurs chevaux malades, ils la boivent fans répugnance & en font foulagés.

Ce terrein appartenoit anciennement à M. Higgs de Charleton-Kings, qui ne fachant point qu'il y eût une fource d'eau minérale, le vendit avec les terres adjacentes, en 1716, à M. Maffon, qui découvrit cette fource. On l'ouvrit peu de tems après pour les befoins des habitans de la ville & du voifinage. En 1718 on l'entoura, on la ferma & l'on y éleva un petit appentis. Les vertus de cette eau furent plus généralement connues d'après quelques expériences du Dr. Baird de Worcefter & du Dr. Grevil de Gloucefter, & on la vendit comme médicament jufqu'en 1721, qu'on en loua la fource à M. Spencer, pour 61 liv. fterl. par an.

Après la mort de M. Maffon & de fon fils, le Capitaine Henri Skillicorne, pere du Seigneur d'aujourd'hui, devint propriétaire de la fource, du droit de fa femme, fille de M. Maffon. Dans l'été de 1738, il bâtit non-feulement l'ancienne falle à l'oueft, pour les buveurs d'eau, ainfi que d'autres bâtimens néceffaires; mais pour empêcher la fource de rien recevoir qui pût l'altérer, il fit élever au-deffus, un bâtiment quarré de brique, à quatre arcades, en forme de dôme, avec une pompe à côté qui s'éleve en obélifque. La fource eft au milieu de ce dôme, c'eft peut-être la plus propre de toutes celles de cette efpèce.

Il fit paver dans le même tems la cour qui environne la fource; il fit faire les promenades hautes & baffes, y planta des arbres & donna des foins continuels pour ajouter aux beautés naturelles de ce lieu, & le rendre digne de la nombreufe compagnie qui s'y rendoit à cette époque, & qui augmenta encore en 1740.

A iv

Le Docteur Short, dans ſes expériences expoſées dans ſon traité ſur ces eaux, où ils les appelle eaux Chalybées, contenant un ſel neutre purgatif; leur donne, avec raiſon, la préférence ſur toutes les autres de la même eſpèce, découvertes juſqu'à préſent en Angleterre, & il ajoute, qu'excepté les eaux de Stoke, elles contiennent la plus grande quantité de ſel ſous le même volume.

Dans les tranſactions philoſophiques, pag. 830, pour l'année 1740, on trouve un examen des eaux minérales de Cheltenham, par Conrad Senckenberg, mais qui paroît différer beaucoup des examens qu'on en a fait depuis, & le ſavant qui a bien voulu m'en fournir l'extrait, m'a obſervé qu'il n'étoit pas étonnant que Senckenberg n'eût pas trouvé de ſer dans ces eaux, ayant fait ſes expériences à Londres; les parties ferrugineuſes devoient s'être diſſipées par le tranſport, c'eſt ce qui arrive en effet lorſqu'on boit ces eaux à la moindre diſtance de la ſource; c'eſt pour la même raiſon que ceux qui veulent tirer quelqu'avantage de ces eaux, les boivent à la ſource & par petits verres; ils trouvent que cela eſt avantageux, parce que dans de grands verres ce gaz ſe diſſipe avant que toute l'eau ſoit bue.

L'exiſtence du ſer dans ces eaux eſt pleinement prouvée par les expériences ingénieuſes du docteur Fothergill, dans ſes recherches ſur la nature

& les qualités des eaux de Cheltenham, publiées en 1785. Par l'expérience n°. 1, avec la teinture de noix de galle, il a obtenu un précipité d'un pourpre vif qui eſt devenu plus obſcur, tirant ſur le vert foncé avec des pellicules iriſées ſur ſa ſurface. Il obſerva qu'un verre de cette eau expoſée à l'air libre, perdait entierement en une demi heure la faculté de teindre en cette couleur & avec ce gaz ſon goût piquant. Dans le corollaire qu'il tire de cette expérience, il dit qu'il paroît que l'eau de Cheltenham contient du fer, puiſqu'aucun autre métal ne donne cette couleur avec la noix de galle.

M. Cromwil Mortimer, dans ſes remarques ſur l'examen de Senckenberg même année 1741, dans les tranſactions philoſophiques, obſerve que le Lord Cadogan, avoit communiqué à la ſociété royale, en avril 1735, une lettre de Thomas Dundaſſ, contenant quelques expériences qu'il avoit faites ſur ces eaux. Elles ſont d'acord avec celles de Senckenberg, ce qui vient ſans doute de ce qu'elles ont été faites loin de la ſource.

Mais le docteur Fothergill, qui a fait des expériences avec le ſirop de violette, dit qu'il donne à cette eau une couleur verte, ce que Senckenberg nie ; il ajoute, expérience 22, qu'une perſonne qui avoit été longtems à ces eaux,

en avoit confervé deux bouteilles pendant 22 ans,
& qu'il le pria de les examiner. » L'eau ayant
» été verfée dans un verre, étoit claire & fans
» aucune mauvaife odeur, elle changea le firop
» de violettes en vert, elle avoit un goût fade
» & avoit entierement perdu fa propriété de don-
» ner un précipité pourpre avec la noix de galle,
» comme il s'y étoit attendu, effet qui avoit
» eu également lieu fur l'eau de deux bouteilles
» qu'il avoit prife à la fource, qu'il avoit bien
» bouchées, bien cachetées & qu'il avoit exa-
» minées fix femaines après fon retour à Bath ».

Le docteur Short, dans fon effai § 13, obferve que l'eau prife à différentes hauteurs de la
fource, & récemment puifée donne, inftantane-
ment par l'addition de quelques gouttes d'infufion
de noix de galle, un pourpre vif, qui, expofé
à l'air ou même bouché à la maniere ordinaire,
ne donne après peu de tems, nul indice qu'il con-
tienne du fer. Ce qui prouve clairement que ceux
qui veulent tirer avantage de ces eaux ne doivent les boire qu'à la fource.

Depuis le docteur Short, ces eaux ont été
examinées par les docteurs Linden, Lucas, Ruffel,
Rutty (1), Hulme, M. Barker & d'autres.

---

(1) Le Docteur Rutty, dans fon traité des eaux minérales, chap. 2, pag. 133, dit qu'un de fes amis, âgé de

Par leurs diverfes expériences & par les effets de ces eaux fur des perfonnes de conftitution différentes & dans plufieurs efpeces de maladie, ils ont trouvé, par l'évaporation, que ces eaux contiennent, fur un gallon, huit gros de fel nitreux & deux gros de terre alcaline; qu'elles contiennent donc une grande quantité de nitre calcaire (fel cathartique amer natif) auquel elles doivent leur vertu purgative; un peu de foufre, manifefté par les déjections fœtides, & un fer volatil. Cette eau n'eft point fenfible aux alkalis & fermente avec les acides. On trouveroit peut-être quelqu'autres fubftances dans ces eaux fi elles

---

40 ans, que fes occupations, comme écrivain, obligeoient d'être longtems affis, fut d'abord attaqué de puftules aux jambes & enfuite d'ulceres defquels fuintoit une liqueur, il prit tous les jours une quarte de ces eaux pendant fix femaines, qui le purgerent doucement, & pendant les quinze derniers jours, il lava fes ulceres avec de la même eau chauffée au plus haut dégré qu'il pût fupporter, & fut guéri.

Dès les premiers tems de la découverte de ces eaux, elles opérerent une guérifon femblable; un homme qui avoit des ulceres aux jambes, après avoir effayé tous les remedes, en avoir été déclaré incurable, étant forti de l'hôpital & paffant près de cette fource, s'affit auprès, but des eaux fimplement pour étancher fa foif, en lava fes ulceres dans le deffein de les rafraîchir; mais voyant qu'elles lui donnoient du foulagement, il répéta ce procédé & fut parfaitement guéri.

étoient plus minucieufement examinées; mais les principes dont nous venons de parler font affez évidents & affez inconteftables pour expliquer leurs effets & la maniere dont elles agiffent. Les autres ayant peu d'efficacité, ce feroit perdre du tems que de les rechercher. S'il falloit encore quelque chofe pour établir leur réputation, rien ne le peut mieux faire que les cures prefqu'incroyables, qu'elles ont opérées depuis ces dernieres années, dans lefquelles elles ont été plus fréquentées qu'elles ne l'ont jamais été, ce qui doit fixer l'opinion fur ces eaux & juftifier la préférence que le docteur Short leur a données fur toutes les autres.

Il a été prouvé que lorfqu'on boit ces eaux, elles agiffent, en général, comme délayant, & corrigent toutes fortes d'acrimonies, & comme diurétique & purgatif, elles entraînent & atténuent les humeurs vifqueufes, qu'elles délayent & nétoyent. *Prifes à petites dofes*, elles rafraîchiffent non-feulement comme diuretique & purgatif, mais encore comme altérant.

Ce en quoi elles excellent c'eft par la douceur, la certitude & la promptitude de la maniere dont elles agiffent. C'eft le purgatif le plus commode pour ceux qui n'en peuvent fupporter de forts : elles conviennent conféquemment dans le fcorbut & l'hipocondriafie : elles n'agitent ni le fang, ni les humeurs & ne donnent point de tranchées comme les purgatifs communs ; elles n'échauffent point, ne font point venteuses & ne laissent point de constipation après leur action , au contraire, par leurs qualités astringentes, elles fortifient l'estomac, augmentent l'appétit, &, en fortifiant les vaisseaux & en donnant du ton aux solides, les rendent propres à résister aux nouveaux transports d'humeurs.

Elles font sur-tout efficaces dans toutes les maladies bilieuses, les obstructions du foie, de la rate, la transpiration arrêtée, la perte d'appetit, les mauvaises digestions & tous les désordres des premieres voies ; dans les constipations, les obstructions invétérées, causes de tant de maladies chroniques, comme coliques, passions iliaques & hernies ; lorsque cette eau est réduite , par l'ébullition, au tiers ou à la moitié & qu'on la boit chaude, elle est supérieure à tout autre remede , dans les cas où ceux-ci n'ont pas eu d'effet. Les personnes constipées par de longs voyages ou par les chaleurs d'été, se tiendront le ventre libre & se rafraîchiront, en prenant deux ou trois gros du sel de ces eaux dans cette même eau tiede.

Elles fortifient une constitution relâchée par un long séjour dans les climats chauds (1), la dé-

---

[1] Les avantages qu'en ont retiré plusieurs personnes arrivées depuis peu des Indes dans un état d'affoiblissement

bauche, l'ufage des mercuriels ou d'autres caufes: elles font utiles dans le rhumatifme, les écrouelles l'éryfipele, le fcorbut, mais fpécialement dans les hémorrhoïdes, dans les défordres des voies ur inaires & particulierement dans les maladies des reins qu'elles nétoient, fortifient & dont elles détruisent les obftructions : elles font fouveraines dans les douleurs aiguës de la fciatique : elles donnent des nuits tranquilles aux néphretiques & aux gouteux, quand elles ne terminent pas l'accès.

Mufgrave, obferve que ces efpeces d'eaux font particulierement propres aux fujets gouteux & mélancoliques, à caufe de la maniere douce & fûre dont elles opérent : & qu'elles ont cet avantage particulier, qu'elles n'agitent pas le fang comme les purgatifs draftiques & ne ramènent pas la goutte.

Cette eau tue les vers & expulfe l'humeur glutineufe dans laquelle ils fe logent : elle guérit auffi le vertige, les convulfions, les douleurs de tête, les puftules & les démangeaifons qui proviennent des humeurs viciées, établies dans les premieres

---

confidérable eft la meilleure preuve de cette affertion, ce qui doit engager ceux qui reviennent de cette contrée à venir prendre ces eaux pour prévenir les maladies auxquelles ils s'expoferoient avec l'eftomac fi fort affoibli & fi relâché.

voies ou dans les vaiſſeaux ſécrétoires ; en éten-
dant ſes effets à toute l'habitude du corps, elle
dépure la maſſe du ſang des impuretés ſcorbutiques : elle guerit les puſtules de la face, des mains,
des jambes, qui proviennent de chaleur dans les
viſcères, ſur-tout ſi on la prend pendant plus d'une
ſaiſon.

Il faut avoir recours à ces eaux dans les incom-
modités des jeunes filles, dues à une circulation
trop lente ou à d'autres foibleſſes qui ſont ſouvent
le commencement des plus fatales maladies ; &
leur efficacité juſtifiera cette aſſertion : elles ſont
utiles auſſi pour prévenir les chaleurs, les flatulences, les douleurs des lombes, les tumeurs des
pieds, &c. provenant d'une plethore ſanguine
dans les derniers tems de la vie. C'eſt pour cette
raiſon qu'elles ſont utiles aux hommes ſtudieux
& ſédentaires, entre 40 & 50 ans, qui ont de
pareilles maladies ; mais dans ces cas on doit les
prendre longtems & en aſſez grande quantité pour
diſſiper l'humidité redondante & rendre aux parties le ton qu'elles ont perdu.

Dans le diabète cetté eau, ou ſon ſel, eſt de
tous les remedes le plus ſûr, & ne purge que
lorſqu'une douce évacuation eſt néceſſaire ; & il
y a des exemples de guériſon opérées par ſon
moyen.

Cette eau a opéré de grandes guériſons dans
les violentes inflammations des yeux, & d'autres

maladies de ces organes. Il faut feulement les laver à la fontaine fans les frotter, ou les mettre dans une petite baignoire (1), il faut employer en même tems, l'eau intérieurement.

Les perfonnes d'une forte conftitution en fupportent l'effet avec plaifir & avec avantage, mais il n'en eft pas ainfi, dit un auteur, de ceux qui ont les nerfs foibles, des hypocondriaques ou des hifteriques, ni de ceux qui font fujets à quelques efpèces de convulfions. Je fuis d'un fentiment different, & je puis affurer, d'après ma propre experience, que les perfonnes nerveufes & hyfteriques peuvent en boire en toute fûreté, & en retirer beaucoup d'avantages, fi on les prend feulement en fuffifante quantité, pour qu'elles agiffent comme altérantes (2) & non comme purgatives; c'eft ce que j'ai vu dans la maladie d'une dame qui, depuis plufieurs années, étoit nerveufe & hyfterique, & qui reçut beaucoup de foulagement de cette maniere de prendre les eaux.

---

[1] Toutes les perfonnes qui font ufage d'eau ophtalmique doivent avoir le plus grand foin de ne pas tremper plufieurs fois le même linge ou la même éponge dans l'eau, ils doivent en avoir plufieurs & ne pas appliquer deux fois la même, car autrement, ils inoculeroient la maladie.

[2] Voyez ci-deffous ce qu'on doit penfer de cette vertu altérante.

L'opinion

L'opinion d'un très favant médecin va prouver que non-feulement ces eaux, mais que toutes les eaux minérales, peuvent être prifes avec fuccès par les perfonnes affectées de maladies nerveufes. Il leur en ordonne l'ufage de la manière fuivante.

» Ceux qui font obligés d'avoir recours aux
» eaux minérales, doivent en ufer avec cette
» fageffe & cette difcrétion convenables à l'état
» de leur fanté; en ce cas l'expérience & l'ob-
» fervation journaliere, démontrent clairement
» que ces eaux guériffent fûrement toutes les
» maladies nerveufes qui ne dépendent d'aucune
» autre qui les complique fouvent, pourvu qu'on
» ait foin de ne commettre aucune indifcrétion
» qui empêche leur opération; dans les maladies
» nerveufes, particulierement, la digeftion a la
» plus grande influence, foit pour corriger leur
» acrimonie, foit pour arrêter leurs ravages.

» Ainfi, comme l'effet des eaux minérales,
» qui agiffent par les particules ferrugineufes &
» autres fubftances dont elles font imprégnées,
» eft de rendre aux nerfs leur dégré naturel de
» tenfion, de ranimer les forces languiffantes de
» l'eftomac & des inteftins, de divifer & de dif-
» foudre la vifcofité glaireufe de l'humeur, &
» de donner au fang le dégré de cohéfion nécef-
» faire, de calmer les fpafmes, les anxiétés, &
» de faciliter la digeftion; que ne doit-on pas

B

» attendre, dans de telles maladies, de l'usage
» de ces eaux ? Car quoique ces malades ne
» puissent supporter, par la trop grande sensi-
» bilité de leurs nerfs, les plus doux purgatifs,
» qui, en même tems qu'ils emportent une partie
» de la cause matérielle, attaquent les nerfs &
» augmentent le spasme » ; telle est cependant la qualité des eaux de Cheltenham, que ce
purgatif est rarement suivi, si jamais il l'est, d'aucune évacuation forcée; car tandis que le sel dis-
sous dans l'eau, purge l'esprit minéral chargé de
fer, il réchauffe & fortifie tous les organes : qualité
commune aux eaux de Scarborough & aux autres
eaux ferrugineuses, contenant un sel neutre purgatif. Et si l'impression soudaine du froid causoit
une constriction de l'estomac, & conséquemment
des gonflemens, des borborigmes & des vertiges,
occasionnés par le sang porté à la tête avec trop
de violence, le malade peut prévenir ces accidens,
en buvant ces eaux; d'abord en petite quantité &
graduellement, avec quelques gouttes de teinture
de canelle, ou en se tenant chaudement & se pro-
menant modérément après les avoir prises, & en
laissant un intervalle de 20 à 25 minutes & même
une demie heure entre chaque verre; après quoi,
ceux qui ne prennent rien dans l'eau, peuvent,
avec quelques grains d'anis, de carvi, de menthe

poivrée (1), &c., ou un peu d'écorce d'orange, également prévenir les effets & faire passer facilement ces eaux.

Il est certainement utile, pour ceux qui veulent tirer avantage de ces remedes ainsi que des eaux minérales, de consulter quelques-uns des gens de l'art, qui demeurent à la source & qui en connoissent bien la nature & les propriétés. Il y a peu d'endroits, où l'on prend des eaux, où l'on puisse en rencontrer de meilleures qu'à Cheltenham. Il y a trois bons apothicaires, MM. Hinde, Charke & Hooper. On peut en outre consulter le docteur Smith, professeur de geométrie dans l'université d'Oxford, & dont l'habileté, en médecine, est très-connue; il fait sa demeure, en été, à Cheltenham. Le docteur Lucas dit dans son traité des eaux, » que celles de Scarborough, paroissent, d'après » le témoignage de ceux qui les ont essayées » à la source, être imprégnées des mêmes prin- » cipes que les eaux de Cheltenham ». Cependant ces dernières ont été utiles à ceux qui

---

[1] On trouve chez M. Hinde une espèce de mentha poivrée confite fort employée ici, & très-efficace pour prévenir le réfroidissement de l'estomac & l'affection de la tête.

avoient bu inutilement des premières, ainsi que de celles d'Harrowgate.

Le même écrivain observe aussi qu'il a vu des vieillards boire des eaux de Cheltenham, par pintes, sans éprouver aucun mauvais effet d'une si étrange pratique, qu'ils s'y étoient accoutumés les jours de fêtes, il y avoit plus de trente ans, sans avoir aucune maladie, parce que ces eaux leur paroissoient très - propres pour nétoyer le corps.

Les paysans des environs de Spa, en Allemagne, en font de même, par un égal motif & avec le même succès.

Les eaux de Cheltenham sont si particuliére-ment propres à soulager les maladies de la consti-tution des Anglois, que, quelque extraordinaire que l'avis puisse paroître, les personnes qui sont en pleine santé, peuvent boire de ces eaux pen-dant environ quinze jours, & prévenir ainsi ces attaques d'apoplexie, qui sont trop communes parmi nous & qui proviennent fréquemment de la plénitude occasionnée par le dégoût naturel qu'on a pour la purgation.

Ces eaux seroient, sans doute, très utiles pour arrêter les progrès d'une consomption commen-çante (1), & même dans un état plus avancé de cette maladie, si on les emploie dans un tems

____

(1) Le Docteur Short, observe que ces eaux employées comme altérantes & rafraîchissantes en petite dose, soulagent

convenable; elles pouroient fréquemment prévenir la nécessité où se trouvent les malades, particulièrement le beau sexe, d'aller aux eaux chaudes de Bristol; cette eau en purgeant aide la digestion, accélere la circulation & excite une douce transpiration, qui est tant à désirer dans ces maladies.

beaucoup les consomptions lentes, les fievres hectiques & péripneumoniques. Baccius dit aussi qu'elles guérissent les fievres chroniques & les hectiques commençantes.

Ces maladies prennent trop souvent leur origine dans une habitude scorbutique si inhérente à la constitution angloise que par l'insuffisance des vêtemens dans ce climat, l'usage de nourriture peu convenable, des boissons froides quand le sang est enflammé par la danse ou par quelqu'autre violent exercice, tout cela d'après une opinion trop générale parmi les jeunes gens que rien ne peut leur nuire, les parties nobles s'affectent. Tant de maux pouroient être prévenus par un peu d'attention à cette maxime férieuse : *principiis obsta*, opposez-vous au mal dès les commencements, maxime d'une grande application, tant dans le sens moral que dans le sens physique. Ce qui est aussi trèspréjudiciable aux jeunes gens & qui est la cause de plusieurs maladies dans un âge plus avancé, lorsque cela n'est pas cause de mort avant qu'on y arrive, c'est l'idée dans laquelle sont les parents, qu'il faut traiter les enfants durement, sans considérer s'ils sont d'une saine & robuste constitution, & d'essayer à les accoutumer à supporter le froid & les intempéries de l'air (1).

______

(1) Maniére d'agir, approuvée cependant par quelques philosophes et qui, de plus, a pour elle l'expérience et la raison. *Note de l'Editeur.*

ainſi que les affections ſcorbutiques. Ces bons effets feront encore plus certains, ſi l'on fait uſage des bains chauds pendant le tems qu'on les boit ou au moins ſi l'on en prend quelques-uns au commencement. Quelques perſonnes craignent de boire les eaux lorſqu'elles ont un léger rhume, mais elles ſe trompent; car que peut-on déſirer de plus avantageux que de tenir, par un uſage modéré de ces eaux, le ventre libre, & d'exciter une douce tranſpiration & une légère expectoration ?

Il n'eſt pas poſſible de donner de regles relatives à la quantité d'eau que doivent prendre les perſonnes d'une différente conſtitution, ni à la longueur du tems dans lequel on doit les prendre; quelques perſonnes ne peuvent en prendre que deux ou trois verres dans la matinée; tandis que d'autres en boivent trois ou quatre & même juſqu'à ſept ou huit chopines avant le déjeuner.

Quant au tems auquel on les prend, quelques perſonnes y reſtent ſeulement quinze jours ou trois ſemaines; mais le tems ordinaire qu'on reſte à ces eaux eſt d'un mois ou ſix ſemaines, quoique quelques perſonnes les prennent pendant dix ſemaines & même plus longtems, car après avoir d'abord déſeſperé du ſuccès, elles ont obtenu, par la perſévérance, la guériſon tant deſirée. Tout cela fait voir la néceſſité de conſulter les gens de l'art qui font établis fur le lieu. Cependant on peut obferver ce qui fuit; il convient de commencer modérément, en prenant une chopine d'eau en fe mettant au lit : elle a la propriété particuliere de refter dans le corps toute la nuit, fans caufer de trouble ni empêcher le fommeil, & ne s'évacue que le matin avec la plus grande facilité, fur-tout fi le premier verre, qu'on boit à la fource, eft un peu chauffé pendant les premiers jours, jufqu'à ce que l'eftomac fe foit accoutumé au froid qu'elle caufe. Si cette petite quantité n'avoit pas fait, la premiere matinée, l'effet defiré, ce qui arrive quelquefois avant que la faburre des premieres voies foit évacuée, on prendroit le lendemain matin une demi-once de fel extrait de ces eaux diffous dans un petit verre de cette eau, & l'on en boiroit deux petits verres qu'on auroit fait tiédir, à des diftances convenables après le premier; le corps fe trouvera préparé ainfi, & la quantité pourra en être augmentée graduellement jufqu'à ce que fon opération, comme purgatif, ait l'effet defiré.

Une bonne maniére de boire ces eaux, feroit, lorfqu'on auroit levé les obftructions, de boire ces eaux trois ou quatre jours comme purgatives; enfuite, pendant un jour ou deux, de les prendre en petite quantité, après cela de les reprendre comme purgatives; quelquefois omettant d'en prendre, ce qui feroit auffi bon que de les boire comme on le fait à préfent, pendant un mois ou fix femaines, ce qu'on fait avoir préjudicié à plufieurs perfonnes. Au lieu qu'en donnant quelque relâche à l'eftomac, on feroit plus en état d'apprécier les bons effets de ces eaux.

Le docteur Fothergill, dit dans un endroit de fon traité fur ces eaux : il eft bon cependant d'obferver, en général, que le fel neutre eft principalement la bafe des qualités purgative & diurétique de cette eau ; fes vertus font femblables à celles du fel artificiel Glauber. Mais la plus grande folubilité du premier le rend un purgatif plus actif, & cette propriété eft très augmentée par la grande quantité d'eau dans laquelle il eft diffous, C'eft pourquoi un quart d'once de ce fel, contenu dans quatre onces d'eau, agit plus vivement que le double de cette quantité diffous feulement dans deux onces d'eau. Delà nous voyons auffi l'inconvénient de purger en diffolvant une once de fel de Glauber dans deux onces d'eau (1) ; quantité trop petite pour tenir cette dofe de fel dans un état de diffolution & procurer une douce opération. Le fel de Chel-

---

(1) Le feu Docteur Wall de Worcefter, recommande de prendre les fels purgatifs dans une grande quantié d'eau, parce qu'ils opérent plus effisacement en ne paffant pas trop tôt.

tenham étant tiré en grande quantité de ces eaux, peut être conservé dans des bouteilles, sans s'altérer par le tems, & employé loin de la source comme un doux purgatif; on peut utilement le subſtituer aux eaux mêmes dans les maladies inflammatoires ou hectiques, dans leſquelles le principe ferrugineux eſt regardé comme contraire. En modifiant la doſe de ce ſel on le détermine à opérer comme purgatif vif, ou comme un doux laxatif, ou comme diurétique ; on peut à cauſe de cela l'ajouter pour accélérer l'action de l'eau quand elle paſſe trop lentement; on le diſſout en petite quantité quand une plus grande quantité de ces eaux froides ne convient pas, comme dans l'hydropiſie & la leucophlegmatie.

Le ſel marin, quoiqu'en très petite quantité quand il eſt très délayé, contribue en partie aux effets purgatifs & diurétiques des autres ſubſtances ſalines ; & comme ce ſel a la ſinguliere propriété de paſſer, ſans changer de nature, dans les voies de la circulation, & de ſe retrouver dans le ſang & dans les urines des animaux; ſes effets deſobſtructifs, dans les parties les plus éloignées, peuvent être plus conſidérables qu'on ne l'a généralement imaginé. L'efficacité connue de l'eau de la mer à cet égard, lors même qu'elle eſt priſe en petite quantité comme altérante, ne fortifie-t-elle pas cette opinion ? Le fer combiné avec l'acide aërien conftitue un fel ferrugineux actif, qui contribue à donner de la vigueur à tout le fiftême, à exciter l'appétit & à favorifer la digeftion.

La magnéfie, non neutralifée, tend à corriger, comme laxatif & abforbant, les acidités tabiles viciées dans les premieres voies, & à exciter leur expulfion. Il paroît très incertain que les matiéres calcaires, ou féléniteufes, donnent à cette eau ou à quelqu'autre aucune vertu médicinale utile. Des fubftances inertes de cette nature paffent difficilement dans les plus petits vaiffeaux & peuvent à peine être diffoutes par les fluides.

Ceux qui ont intention de refter aux eaux environ cinq ou fix femaines, ceffent ordinairement de les prendre pendant quelques jours après la premiere quinzaine, & vont, pendant ce tems, à Malvern, à Worcefter, à Rofs &c : il ne peut qu'être avantageux pour chaque perfonne que de même qu'ils ont commencé à prendre les eaux lentement, ainfi avant de quitter Cheltenham, ils doivent diminuer graduellement la quantité de ces eaux, & n'en point difcontinuer l'ufage en s'en éloignant. Ainfi on feroit bien d'en emporter quelques bouteilles avec foi, & de ne les quitter que par degrés.

La faifon convenable pour aller à ces eaux eft la fin du printems, tout l'été & le commencement de l'automne, parce que le soleil demeurant alors sur notre horifon donne une température douce & chaude à l'air, qui, étant dans ce tems généralement serein, sec & léger, recrée l'esprit & le difpofe à cette tranquillité si utile pour favorifer l'action des eaux; en outre les buveurs étant engagés, par cet état du ciel, à faire de l'exercice par des promenades ou autrement, il s'enfuit une chaleur modérée & une douce tranfpiration. D'ailleurs on eft moins affecté par la froidure de l'eau : on la boit avec plaifir (1).

Cette eau peut cependant être prife quelquefois dans l'hiver, pourvu qu'elle foit chaude & qu'on ait foin de ne pas s'expofer à l'air froid pendant fon opération. Elle fera plus immédiate si l'on fait bouillir doucement cette eau jufqu'à l'évaporation du tiers & du quart de la quantité.

Le docteur Lucas parle ainfi des bains chauds :

---

(1) Les Allemans difent qu'il ne faut pas prendre les eaux minérales dans les mois où il y a des R , voulant indiquer par-là, que Mai, Juin, Juillet & Août, doivent être préférés. Mais Septembre & Octobre font également propres à les prendre si le tems eft fec, chaud & ferein, comme il arrive fouvent lorfque l'été & même le printems ont été humides. Il y a même des perfonnes qui reftent fouvent à Cheltenham jufqu'au commencement de Novembre , fans reffentir aucun mauvais effet de ces eaux à ce période.

» la préparation la plus avantageuse pour prendre
» des eaux spiritueuses & ferrugineuses, c'est le
» bain chaud. Il ne suffit pas de nettoyer les
» premières voies; si la fibre est tendue, s'il y a
» une induration dans les glandes, quelques cons-
» trictions ou obstructions des pores de la peau,
» le bain chaud relâche, amollit, nettoie; tous
» les passages s'ouvrent & deviennent libres en
» y joignant quelquefois les frictions. Dans les
» obstructions du foie, de la rate, du mésentere
» & de l'utérus, les eaux ferrugineuses sont non-
» seulement secondées dans leur action par celle
» des bains chauds pendant leur usage; mais dans
» plusieurs cas où ces eaux aggraveroient plutôt
» les symptômes qu'elles ne les dissiperoient, les
» bains chauds les rendront plus sûres & plus
» efficaces. »

Un autre auteur dit : « les bains chauds qui
» commencent par nétoyer le corps, ouvrent les
» pores, lèvent les petites obstructions qui bou-
» chent les vaisseaux excrétoires, assoupissent
» les fibres de la peau, calment, rafraîchissent,
» facilitent & augmentent la transpiration & sont
» très-salutaires dans les douleurs de tête, les
» vertiges, & le rhumatisme provenant de la
» transpiration arrêtée ou d'une cause froide, &
» garantissent de plusieurs maladies, spéciale-
» ment de celles qui attaquent la peau; mais il

» ne faut pas les prendre trop fréquemment, ni
» en continuer l'ufage trop longtems. »

En parlant des bains froids, il dit : l'ufage des bains froids n'eft pas exempt de danger, & la prudence exige d'en ufer avec difcrétion, ils ne conviennent pas en général aux perfonnes qui font attaquées d'obftructions, à celles qui ont la poitrine foible, ou qui ont quelques parties en fuppuration, &c. non plus qu'à celles qui font d'un caractère timide, le faififfement qu'ils caufent étant trop grand, détruit les bons effets qu'on doit en attendre & peut caufer de grands maux, ce qui doit s'entendre des bains de mer.

Les bains d'eau chaude ont été depuis peu très-recommandés & trouvés très-avantageux dans les rhumatifmes obftinés, quand les autres bains n'avoient pas eu d'effet.

Le Docteur Speed, dans fon ouvrage fur l'eau de la mer, dit : le bain de mer a été avec raifon très-recommandé par les Médecins dans les paralifies ; & il ajoute : mais comme plufieurs perfonnes ne peuvent fupporter les fatigues ou les dépenfes d'un voyage à la mer ; on peut y fuppléer en baignant le malade dans une cuve d'eau commune, dans laquelle on fera diffoudre fur chaque gallon (4 pintes de Paris) une demi livre de fel. Un vieillard de 78 ans a été guéri par ce bain, pris chaque matin pendant quinze jours,

d'une paralyſie qui lui avoit diſtordu la bouche, affecté la langue & ôté à tout un côté le mouvement. « Il étoit dans un tel état de mai-
» greur qu'il lui reſtoit peu d'eſpérance. Cepen-
» dant on le portoit de la baignoire au lit, on
» l'enveloppoit dans une couverture, on le frot-
» toit juſqu'à ce que l'eau fût évaporée, & on lui
» donnoit un verre de vin & une rotie. »

Si l'eau étoit chauffée à une température qui n'excédât pas 96 dégrés au thermometre de Farenheit, cela feroit certainement meilleur. Que ne pourroit-on pas attendre d'un bain chaud des eaux de Cheltenham ou d'une autre eau minérale pendant qu'on prendroit ces eaux ?

Les plus ſavans Médecins d'Allemagne, aſſurent que les eaux ferrugineuſes chauffées convenablement pour un bain, ſont beaucoup plus utiles que les bains chauds naturels, parce que ces eaux naturelles par leur conſtante chaleur, perdent leur eſprit minéral. Mais les bains chauds naturels & artificiels, doivent être employés avec précaution & par l'avis du médecin.

Les bains partiels peuvent attirer ſur la partie un trop grand afflux de matiere rhumatiſmale & augmenter les douleurs & le gonflement; mais un bain chaud univerſel & des frictions avec la broſſe ou la flanelle, & la douche ſur la partie affectée, tendent à chaſſer l'humeur par une tranſpiration générale. Mais il faut éviter avec soin de prendre du froid après un tel bain.

Une preuve convaincante de la néceffité des bains chauds, c'eft que malgré l'efficacité bien connue des eaux de Spa en Allemagne, on a penfé qu'il étoit néceffaire de bâtir, depuis quelques années, des bains à Tonnelet, à deux milles de Spa, où l'on trouve toutes les commodités pour prendre les bains chaud & froid d'eaux minérales. Les malades qui ont intention de prendre ces eaux, ont coutume de paffer quelque tems aux bains d'Aix-la-Chapelle ou à Chaudfontaine pour s'y préparer. Les eaux de Cheltenham (1) font recommandées comme un excellent préparatif pour celles de Bath, ainfi que pour les bains & les eaux de Buxton, & ceux qui viennent de ces endroits avec l'intention de boire celles de Cheltenham, retireroient un plus grand avantage de leurs propriétés falutaires, fi avant d'arriver ils prenoient deux ou trois bains de fanté, bains modérément chauds (2), pour nétoyer la peau en prenant avant le bain une petite dofe de fel de Cheltenham (3) ou quelqu'autre laxatif,

---

(1) Des bains chauds ont été établis par M. Freemans, n° 3, depuis 1787, ils font fort employés.

(2) 96 dégrés au thermometre de Farenheit.

(3) Le fel de cette eau & le moins naufeabonde de tous

felon l'avis de leur médecin. Détrompons ceux qui penfent qu'il eft auffi avantageux de boire les eaux loin de la fource que fur le lieu. Elles font encore à la vérité fort bonnes dans le premier cas; mais il n'eft pas douteux que, prifes à la fource elles n'operent plus efficacement. Indépendamment du changement d'air, de lieu & de la liberté d'efprit qu'il procure; tout cela concourt à faciliter leur effet. Ce qu'il me refte à dire à ce fujet, c'eft que malgré les très-grandes vertus de cette eau, il y auroit la plus grande prévention à avancer qu'elle eft infaillible dans fes effets. Cependant ils font tels que depuis huit ans que je fuis à Cheltenham, j'y ai vu arriver plus de 6000 perfonnes, pour différentes maladies, & je n'en ai vu qu'un très-petit nombre qui n'ait pas retiré de grands avantages de l'ufage de ces eaux. Je puis affurer que ceux qui auront la conftance de perfervérer dans leur ufage & qui auront foin de n'en pas troubler

---

les fels purgatifs eft celui qu'on doit préférer comme laxatif, parce que fon action eft paffée en trois ou quatre heures, & qu'il n'y a pas le même danger de prendre du froid qu'après les autres purgatifs. Pris à la dofe d'une demi-once, diffoute dans une pinte d'eau chaude & bu en trois dofes, à la diftance d'un quart d'heure entre chacune, eft la meilleure maniere de l'adminiftrer.

l'effet

l'effet par des inconféquences, feront perfuadés de la vérité de ce que j'ai avancé.

Plufieurs favants Médecins ont écrit fur ces eaux, favoir :

Les Docteurs {
Short,
Linden,
Lucas,
Ruffel,
Rutty,
Fothergill,
Smith,
&
Barker.

Nous avons cru devoir préférer de traduire, parmi ces différens écrits, celui du Docteur Smith, parce qu'il fait bien connoître l'ufage & l'action des eaux, & qu'il donne de bons avis pour éviter l'abus qu'on en pourroit faire, inconvénient qui fuit quelquefois l'ufage des meilleurs remedes.

C

ERRATA.

PAGE 8 *ligne* 11, après convenable, *ajoutez* ; & qu'on les prenne avec modération.

Pag. 12, *lig.* 24, au lieu de dont, *lisez* dans laquelle.

Idem. lig. 25, détermine, *lis.* déterminent.

Pag. 14, *lig.* 12, après adoucir, *ajoutez* le sang.

Idem. lig. derniere, après artificielle, *ajoutez* & externes.

Pag. 15, *lig.* 9, après maladies, *ajoutez* & quand le tempérament peut supporter l'évacuation.

Idem. lig. 13, au lieu de celle, *lis.* celui.

Pag. 18, *avant derniere ligne*, après leur pénétration mutuelle, *ajoutez* & ce qui est important, cela prouve aussi très-clairement, qu'aucune partie du fer n'étoit unie avec aucun autre acide d'une nature moins volatile, comme cela arrive fréquemment dans les autres eaux imprégnées de ce principe. Et comme l'expérience montre que le principe purgatif contient plus d'eau dans ses cristaux & qu'il est plus soluble dans une moindre quantité d'eau, qu'aucun autre sel purgatif que nous connoissions ; nous avons raison de conclure que ses parties constituantes sont très-atténuées.

Pag. 21, *avant derniere ligne*, après Cheltenham, *ajoutez* selon.

Pag. 22, *lig.* 20, après soixante parties de leur poids, *ajoutez* sur cent.

Pag. 27, *lig.* 20, au lieu d'un gros, *lis.* un scrupule.

Pag. 33, *lig.* 19, au lieu de chaleur, *lis.* froid.

Pag. 36, *lig.* 15, au lieu de mais, *lis.* même.

Pag. 46, *lig.* 15, au lieu de mercuriaux, *lis.* mercuriels.

Pag. 53, *lig.* 21, au lieu de à, *lisez* de.

Pag. 58, *lig.* 15, au lieu de poids, *lis.* état.